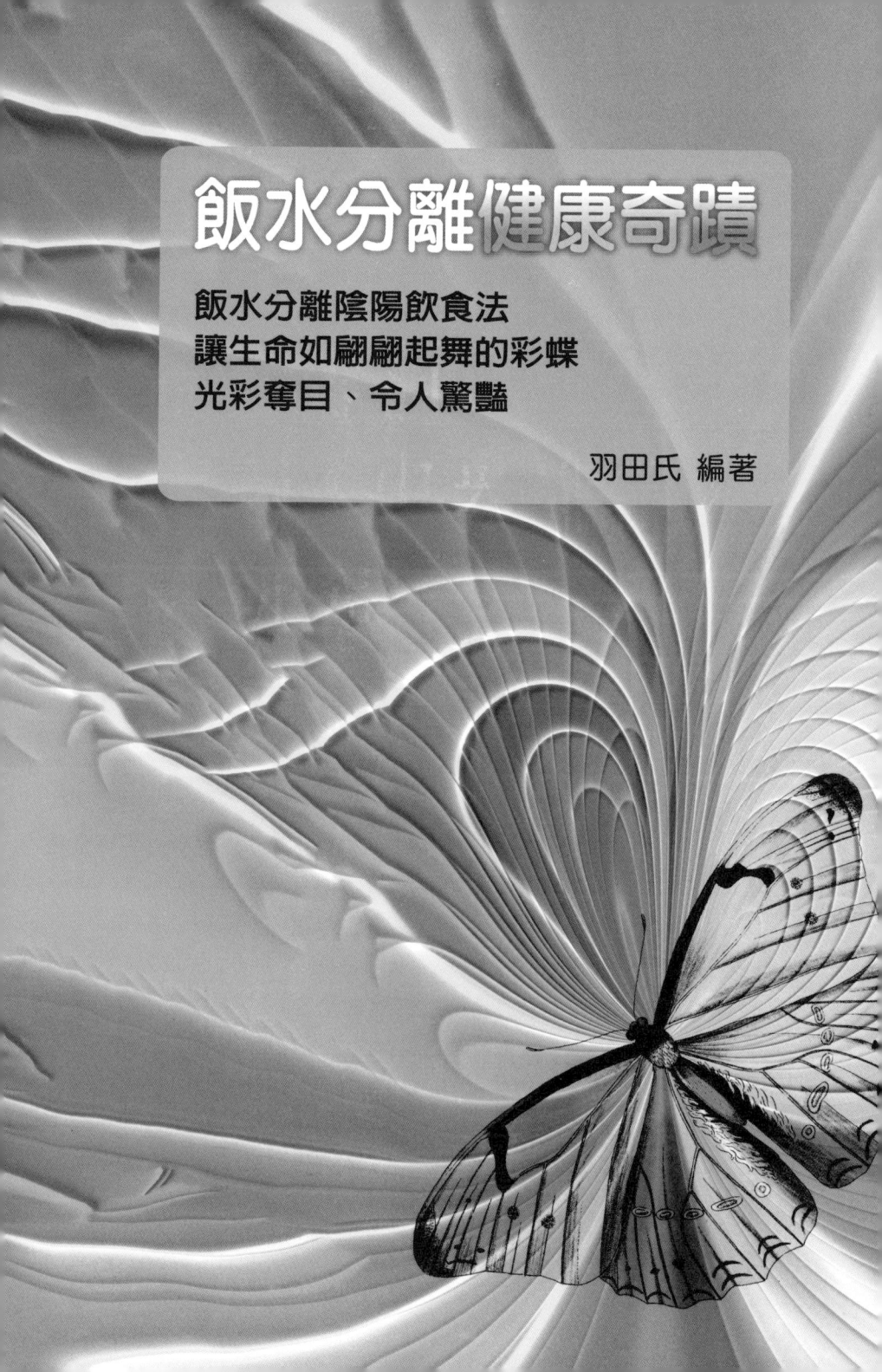

飯水分離健康奇蹟

飯水分離陰陽飲食法
讓生命如翩翩起舞的彩蝶
光彩奪目、令人驚豔

羽田氏 編著

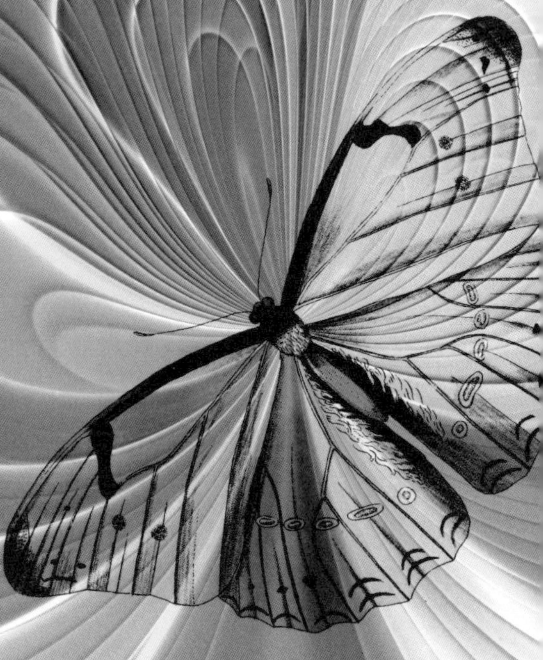

自序——啟動活化細胞密碼，印證健康奇蹟，從飯水分離開始

從飲食改變細胞，
啟動活化細胞密碼；
從淨化細胞斷捨離五蘊的糾纏，
天地合一有情眾生共榮，
觀自在心，創造美麗心世界

從小吃中藥長大的我從來沒想過有一天會全省走透透，甚至在香港、馬來西亞、廣東等地推廣，能夠讓大家養成良好飲食習慣的「飯水分離陰陽飲食法」。

這方法很簡單又不用花錢買任何產品，只是觀念與習慣之飲食校正，進而認識體質與體質校正，避免錯誤飲食病從口入、融入天地運轉的律動，白天養陽氣飲食有節、儲存元陽相對滋陰。

只要相信，與願意修煉，身心就能啟動好轉機制，健康不求自來、見證健康奇蹟。

所有見證健康奇蹟者都可本著利己利人的精神，在單純給予的心念中，把這簡易又有效的養生方法普及出去。也歡迎各界邀約講演，我在台灣各地講演「飯水分離陰陽飲食法」完全不收任何費用，就是一心希望每個生命都能養成良好的飲食習慣得到健康，學習陰陽調和的飲食、從修煉中了解身心的變化、學習聆聽身心的訊息，不再過度依賴醫生、不再盲目的吃營養品，了解體質後學會提陽造血養元氣、不再盲目的多喝水與多吃五蔬果，進而能重新認識飲食確實會影響身心。每個修煉者都是自己的醫生，也都是自己的臨床病人，從飯水分離陰陽飲食的基礎去自我了解中做起，修正湯湯水水的飲食習慣、適度的飲水，以找出身體所需的能量平衡、提陽中少食斷食進而密合天地神光之氣食。

這個方法雖然簡單，卻蘊含著極大的學問在其中。『知易行難』必得『格物致知』進入大自然之大學之道：

古之欲明明德於天下者，先治其國；欲治其國者，先齊其家；欲齊其家者，先修其身；欲修其身者，先正其心；欲正其心者，先誠其意；欲誠其意者，先致其知；致知在格物。物格而後知至，知至而後意誠，意誠而後心正，心正而後身修，身修而後齊家，家齊而後國治，國治而後天下平。

因此從飲食改變細胞、啟動活化細胞密碼，才能不被慾望控制的修其身、正其心，所有修煉者，這符合天地運行的養生法則，基準在養足陽氣韻，自可獲得神奇的力量。

欲從如此簡單的一個方法使身體與身心產生極有效的轉變，必得身體力行。在這七年多的推廣中，身體改善、好轉的修煉者不計其數，很多修煉者都透過飯分講座、飯分分享會、飯分同學會，或臉書社團「你・飯水分離了嗎？」現身說法，自述其好轉過程、修煉中的瓶頸、走過好轉反應的心路歷程等等，這些都是極為珍貴的臨床資料。當大家願意將本身經驗分享給有緣的修煉者時，就能夠讓其他修煉者或有同樣病症者受惠。

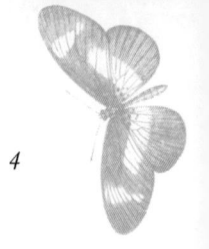

印象最深刻是有一位住在國外的飯友陳小姐，在朋友的介紹之下實行飯水分離，而把十多年來的腎水腫的問題在短短一週就改善了；另外有一位尿失禁的讀者來電出版社，描述自己經常穿著成人尿布，腳不良於行，無法爬樓梯，卻在一個月內完全改善了；八年不孕者竟然修煉一年多，就懷孕了；水腫、代謝不完整體質型的修煉者輕而易舉就減肥十幾、二十多公斤；二十多年來為胃病所苦的患者也能在三個月內好轉；七十多歲罹患淋巴癌末期的林先生也依李祥文老師的方法修煉，在一年中完全根治。奇蹟不斷的發生在修煉者身上，這意味著透過飯水分離修煉，會在體內醞釀一股神奇的力量再向前推進。祛濕、提陽、造血、矯正不當的喝水方式及破壞陰陽調和的飲食，這都需要透過修煉來自我了解身體與身心的訊息。

很多修煉者也是本著利己及人的精神，將飯水分離飲食法介紹給周遭親朋好友。「把健康傳出去」這樣的推廣方式，在修煉者、分享者、讀者間形成了一股神奇的推動力量。因此八正文化三年前開始常態性地在〈澐知道瑜伽咖啡〉舉辦飯水分離講座、飯分同學會，以便讓修煉者有更多的交流。大約在二年前，藉飯分一日修煉營，讓修煉者了解養生的整體性，同時盡量把自己在脈動瑜伽中所知所學中如何提升體內動力循環的概念整合教導出來，讓飯分修煉者能更進一步解開修煉中身體與身心瓶頸與盲點、因此整合出72小時提陽智慧斷食、7日提陽智慧斷食，讓有心修煉者能整體的掌握身、心、靈。

奇蹟總是發生在相信的人身上，成功者必定是實踐與親身力行者。

用你的身體揭開生命的秘密吧！只要你進入飯水分離的修煉，就能養成良好的飲食習慣與正確「飲」與「食」。自己也會在這樣的飲食法修煉與瑜伽修煉中，解開身體氣血循環之祕，洞悉提陽根本、更能輕鬆的了解中醫的架構與概念，原來大道至簡的道理就在生活中。

你的信念會顯示你有多年輕
你的疑慮會顯示你有多蒼老
你的自信多強就表示你有多年輕
你的恐懼多深就表示你有多蒼老
你與你的希望一樣年輕
你與你的絕望一樣蒼老
歲月會在皮膚上留下皺紋
而靈魂的皺紋卻是消極的心情刻下的

——烏爾曼（Samuel Ullman）

前言——為生命而戰

有一個關於老鷹活到七十歲的傳說，緣起已難查考，有一說是出自基督教以賽亞書40:31，先知原文是這樣說的：

但那等候耶和華的，必從新得力。他們必如鷹展翅上騰，他們奔跑卻不困倦，行走卻不疲乏。

這是用以勉勵大眾的虛構故事。

老鷹是世界上壽命最長的鳥類，牠的一生可以長達七十年。不過要活那麼長的壽命，牠在四十歲的時候，必須做出一個困難卻非常關鍵的決定。

當老鷹活到四十歲時，牠的爪子開始老化，無法有效地抓住獵物。

牠的喙也漸漸變得又長又彎，幾乎碰到胸膛。

牠的翅膀也因為羽毛長得又濃又厚，所以變得十分沈重，也使得飛翔更加吃力。

這時候的老鷹只有兩種選擇：等死，或是一個十分痛苦的更新過程。

牠必需在懸崖上築一個特別的巢，並且停在那裡，不得飛翔，進行長達一百五十天，痛苦的更新過程。

老鷹首先用牠的喙敲擊岩石，直到完全脫落，然後靜靜地等待新的喙長出來。

接著，牠再用新長出來的喙，把原來的爪子，一根一根地拔出來。

當新的爪子長出來後，再把自己身上又濃又密的羽毛一根根地拔掉。

五個月後，新的羽毛長出來了，老鷹重新得力又開始飛翔，再過三十年展翅上騰的歲月。

在我們的生命中
有時候我們必須做出困難的決定，開始一個更新的過程。
我們必須把舊的習慣、舊的傳統拋棄，
使我們可以重新飛翔。
只要我們願意放下舊的包袱，
願意學習新的技能，
我們就能發揮我們的潛能，
創造新的未來。

飯水分離陰陽飲食的修煉屬於養生法，用於防患未然。中西醫學都是亡羊補牢法，對症下藥經常會出現治標不治本，反而失去健康的整體性，比如現代文明的飲食就是熱量攝取太高、糖分太高，這些都是病從口入的起因，飯水分離陰陽飲食會讓單純的最初飲食有完整的消化力與代謝力，不會過飲與過食。

生命的呈現與信念息息相關，你的信念也是生命的細胞語言，利用飯水分離陰陽飲食的修煉校正體內過濕過寒的飲食方式，領悟離固食的運用，開發唾液腺、增加吸收、提升陽氣，展現生命風采。

四十歲的老鷹與四十歲的你沒有什麼兩樣，老鷹的爪子老化無法抓取獵物如同腸胃機能開始退化無法吸收食物轉換成體內營養；沉重的翅膀如同沉重的雙腳走路吃力。生命持續在老病死的軌道中，要蛻變就要拋開舊的包袱與習慣。

多喝水與多吃五蔬果概念並不會讓身體陰陽調和，這些觀念必先拋開。對於當下的你要改變這習慣可能有點困難，只要有信念嚐試就有機會改變這老病死的宿命形勢。人類飲食中的食物屬性早已破壞大自然的陰陽平衡，如何不依賴食物轉換成氣食、光食，才能改變老病死的糾纏。這個生命更新的過程就從飯水分離陰陽飲食法的三餐↓兩餐↓一餐↓72小時提陽智慧斷食↓7日提陽智慧斷食↓21日提陽智慧斷食，漸次適應少食，從交替修煉中活化細胞、改造五臟六腑的環境，走入無負擔飲食的飲食方式。

體內活性細胞——整體越活絡——你就有多年輕——生命信念就越堅定

體內窒息細胞——循環受阻礙——你就有多蒼老——生命不安疑慮重重

經絡活血順暢——自信又美麗——聰明智性活潑——生命充滿明亮光彩

經絡血路瘀滯——痛苦又蒼老——固執死氣沈沈——生命沈淪黯淡無光

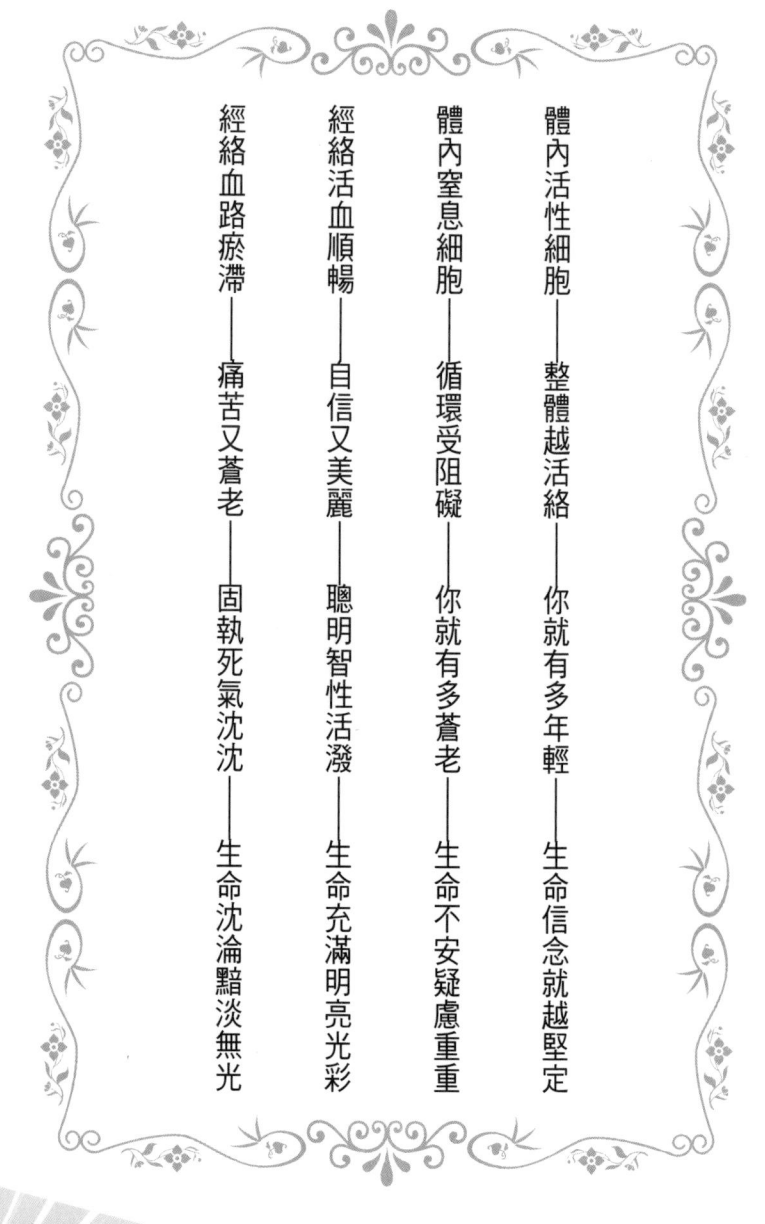

目次 Contents

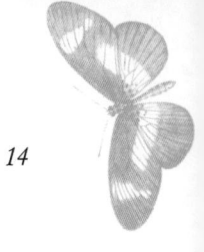

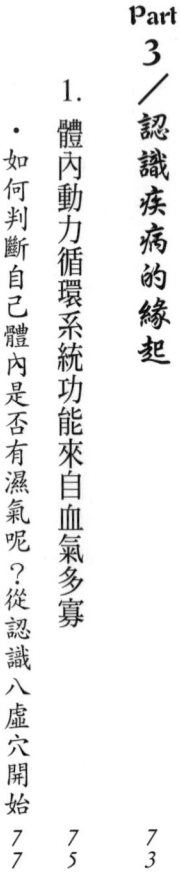

Part 6／從修煉中整體了解生命本質

・飯水分離之整體精神

Part 1

飯水分離的源起

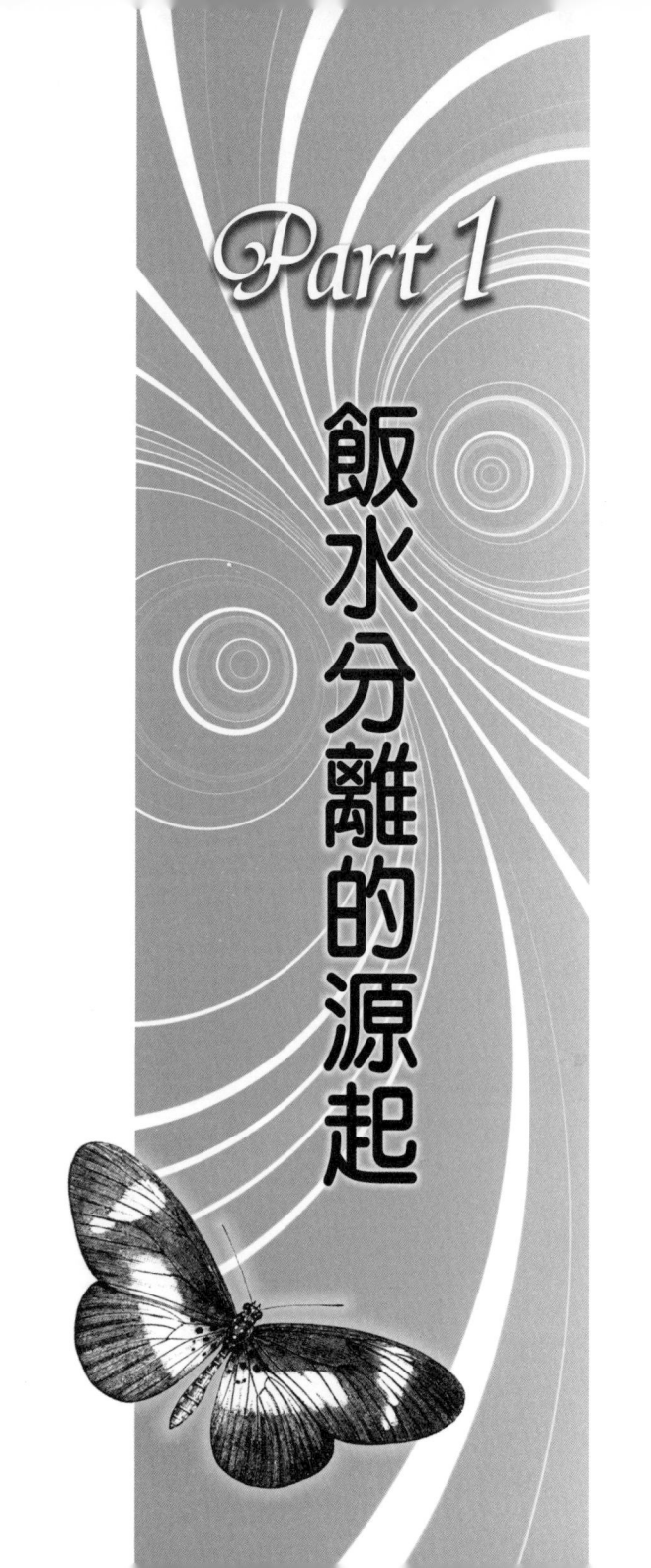

1 何謂「飯水分離陰陽飲食法」？

李祥文老師，一九三九年出生於韓國慶尚北道尚州市咸昌邑，一九六二年偶遇奇人朴度先學習一日吃一餐、晚上喝水的方式，也藉此方法治好自己的胃病與氣喘，完全不用藥物。

得知朴度先的養生法來自一位傳道者金泳洙的引導，這方法治癒了朴度先的雙腳。

從此之後，李祥文老師對於飲食方式之於人體的影響產生極大的興趣，而開始做兩日一餐、三日一餐、七日一餐……等等飲食的研究，也發現在斷食中身體淨化後很容易進入冥想，並能在冥想中了解神賜予生命天賦能力與潛能，只要細胞安定就能進入冥想。

在斷食後復食，即使是簡單的食物都會變成山珍海味，也發現胃是倉稟之府，最忌諱就是濕氣，就像倉庫充滿濕氣的話，會長黴菌，如果不讓胃內濕氣太重，飯水分離飲食是最佳方式，從中體會身體越是清空、精神越是煥發。

在七日一餐的修煉中，意外開發了超越時空的感知力，也能密合宇宙能量，手光能夠探測透視病症。

吃烤餅的故事是來自於李祥文老師上山修煉中，背一袋麵粉上山，自行揉麵粉吃烤餅，在一次斷食十三天中進入三天假死狀態巧遇仙人指導正確的斷食修煉次第法，也是飯水分離陰陽飲食的緣起性。仙人勸戒不當的斷食、禁食，反而會讓身體的陽氣遭到破損，而使生命岌岌可危。

在斷食修煉中身體淨化、心靈澄澈，同時也領悟到宇宙自然與人體合而為一的陰陽調節原理。

飯水分離飲食法的發源地，竟然是吃湯湯水水，鍋類最廣泛的韓國；其顛覆了西方醫學與營養學的觀念訴求：

1. 起床要喝水沖掉體內的毒素與幫助排便
2. 早上喝精力湯有助身體健康
3. 一天要喝八杯水

4. 天天五蔬果

飯水分離強調的是——

1. 空腹喝水是毒藥

（何時喝水才是重點，另一層面是保護胃與養胃）

2. 白天養陽氣或者不渴不要喝

（配合大地運行以養陽氣為主體，喝水太多會對身體造成額外負擔，例如腎虛、心虛、眼腫、水腫等等）

3. 吃飯時間不要把湯或飲品，與飯混在一起吃，最好隔開二小時。

（提昇吸收力與消化力）

當你看到這樣的養生法時，有人會說「怎麼可能」，這可說是完全顛覆傳統的養生習慣！

生命必須把舊的習慣、舊的傳統拋棄，才可以重新飛翔。改變一下你的飲水方式，生命就會改變一生。

只要我們願意放下舊的包袱，也就是突破一日三餐的魔咒，願意學習新的技能，運用「離固食」以及提陽造血的飲食概念，體內的潛能因子即會展開，並創造出新生命的未來。

進入飯水分離修煉的人，都會收穫滿滿，在無形中會收到意想不到的生命禮物，因此在本書中即收錄了許多飯水分離健康奇蹟分享給大家。

2 飯水分離的源頭來自金泳洙、朴度先、李祥文

《飯水分離陰陽飲食法》這本書令我好奇的是，朴度先因為一九五〇年六月廿五日韓國戰爭期間，後腦勺被子彈打穿，癱瘓臥病在醫院八年、在心灰意冷之下離開醫院，不吃不喝十三天後神奇的事發生了，原本僵硬緊繃的腳，突然慢慢鬆開了，而且整個人變得精神奕奕，這令我感到十分驚奇，無法置信與理解。

我自己的身體是透過二年的身心靈課程與十六年的脈動瑜伽修煉才逐一改善身體與內心世界。看到飯水分離陰陽飲食中的朴度先僅僅從斷食與一日一餐飲食就能改善癱瘓八年的下半身，而透過與作者李祥文老師在練習跑馬拉松中

透露出這段神奇的故事，這緣份真是奇妙，心想這裡頭一定有大學問，因此下定決心非得研究個仔細才行，也因為這緣份在台灣推廣的七年中已經有數十萬人改善飲食觀念與習慣，因而得到健康，所以每個人不要忽略這小善，李祥文老師很偉大，他把這飲食秘密公開有如一人得道九玄七祖盡昇天，跳脫疾病的糾纏，身體健康後生命有如虹光化生直超美麗新世界。

3 在《飯水分離陰陽飲食法》一書中，朴度先與李祥文幾段令人印象深刻的對話

朴度先：「你相信我曾經下半身癱瘓不能走路嗎？」

李祥文：「在那一刻我幾乎無法呼吸。」他用這麼簡單的話語傳達了一種言語無法形容的感覺。

「朴先生曾經下半身癱瘓不能走路嗎？怎麼會開這種玩笑？誰會相信你的話？如果你曾經癱瘓不能走路，現在怎麼能用雙腿走路和跑步呢？」

朴先生一點都不責怪無法置信的我。他說剛開始自己也無法相信。然而他確實是個下半身癱瘓的病人，而且之後也痊癒了。他的身體是唯一的證明。

朴度先：「你不相信是很正常的。剛開始我自己也不信……」

李祥文：朴先生在六・二五戰爭當時是受重傷退伍的傷兵。在鐵原戰鬥時後腦勺中槍，腦部受傷後被抬到醫院，三天後才恢復意識。但身體仍然全身是傷，手腳動彈不得，連話也沒辦法好好說。插到鼻子內的呼吸管，是延續他生命的唯一管道。在醫院病床上躺了八年，朴先生最後變成癱瘓出院。

朴度先：「當時真的很想死。一身病已經很悲慘了，還要成為貧困家人的重擔。可是就算想死，連買藥的錢都沒有，也沒有勇氣跳進水裡自盡。所以就想乾脆活活餓死算了，我從那天就不吃飯也不喝水，想躺在床上自我了斷。」

李祥文：剛開始家人又哭又鬧的，想說服朴先生。過了幾天後，家人們一一放棄了。身邊一個人都沒有，朴先生的心情反而感到平靜。當然一開始會因為非常強烈的飢餓和口渴，必須經歷比死還要痛苦的經驗。可是過了這個關頭後，朴先生的想法和感覺就自由了，且進入非常神奇的狀態。

朴度先：「斷食後的第十三天。肉體雖然變得慘不忍睹，然而精神卻像閃閃發光的玻璃珠一樣晶瑩剔透。進入了這個狀態，我對死亡的恐怖和畏懼都消失了，反而像迎接非常好的朋友般，懷著平靜的心情。然而神奇的事發生了。從那時開始原本僵硬緊綳的腳，突然慢慢鬆開了。你無法想像我有多麼吃驚。我的家人也是，當然連我自己也無法置信。」

李祥文：十多年來像石膏般僵硬的雙腿。突然變柔軟了，這是令人多麼喜悅的事。

之後過不久朴先生就脫離半身不遂的日子。先用雙手在地板上拖行，之後用拐杖拄著身體開始走一兩步。

聽到朴先生過去的經驗，我的胸口如波濤洶湧，感動不已。這到底是怎樣的人生，要度過這麼艱苦的難關。朴先生看似平凡，我做夢也沒想到他有悲劇般的過去。然而我還有許多疑問。

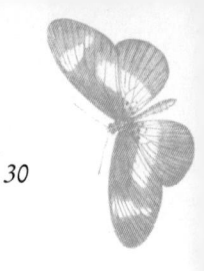

李祥文：從那時開始腿就慢慢復原了，就變成正常人的腳嗎？

朴度先：「真是的，你的個性也真急。我正準備說這個故事。

4 朴度先與金泳洙的相遇

李祥文：自從朴先生可以用拐杖走路後，他每天都會在塔谷公園散步。雖說是散步，正確的說應該是一整天在公園遊蕩。他從公園開門到傍晚日落時分都沒離開公園附近。腳雖然好了，卻成了瘸子，也找不到適合的工作，對他而言，公園就是最好的去處。

有各式各樣的人聚集在那裡。找不到工作、遊手好閒的人，坐著翻閱命理學書籍、幫人算命的人，酗酒的酒鬼，還有哲學家，三教九流、各形各色的人聚集在此地，日子一點都不無聊。

朴度先：「有一天，我在那裡遇見一個名叫金泳洙的人。他看上去大約是四十多歲的男人，向我這種每天去塔谷公園的人宣傳永生。實際上我一開始對他完全不感興趣。你也知道塔谷公園是宗教人士的天堂，每天都有一些統一教、天父教，還有一大堆教會的人在那裡傳教。我當時認為金先生跟他們一樣。」

李祥文：金先生說每個人都以為只要是人就免不了一死，且視為普遍的事實，然而這不是神的旨意，神的計畫反而是想讓人享受完全的自由和永生。當然朴先生完全不相信金先生說的話。談什麼永生，朴先生認為這根本就很難。就算自己的腿已經可以行走，然而跟永生一點關係都沒有。

朴度先：「那個人到處宣傳永生，最後還有了永生傳道士的綽號。可是那個人經常停留的地方就是我旁邊。現在回想起來，或許這是他和我的緣分，但是當時卻覺得他很討人厭。吵得要命，也很荒謬。有一天我大聲叫嚷，請他不要再說這些廢話了，現在連吃飯都成問題了，永生有什麼用。半身不遂和瘸子沒有兩樣，都很難活下去，乾脆痛快的結束生命一了百了不是比較好。」

李祥文：我點點頭同意朴先生的話。實際上我的想法和朴先生一樣。對於自由自在富足的人而言，永生是個充滿誘惑的單字，然而對於有一餐沒一餐的人而言，永生只不過是痛苦的延續，更像是可怕的詛咒。

「說的好。那種頭腦有問題的人，就應該讓他丟臉，下不了台。永生，吃不飽穿不暖還談什麼永生。」

朴度先：「我也以為他會覺得很不好意思，可是他居然不為所動。換句話說早有了這樣的覺悟。他反而等到同情我的人潮散去後才靠近我。這時我才感到不好意思。不管怎麼說他的年紀比我大，而且還在那麼多人的面前對他大聲叫嚷。因此用微弱的聲音說抱歉。當時他拍拍我的背說沒關係。你知道他還說了些什麼嗎？他說人有無限的潛在力和能力，為什麼要因為疾病受苦，像我一樣一天只吃晚餐，晚上才喝水。如果能按照他吩咐的做，就能丟掉拐杖，自由自在的走路。」

李祥文：當然朴先生也不相信他的話。就算吃了昂貴的藥，接受手術，還沒有好轉的腳，居然靠吃一餐，晚上喝水就能康復。朴先生覺得他說的都是廢話。然而在那一瞬間，朴先生想起了過去的往事。斷食的經驗像閃光般浮現在腦海。

朴度先：「對啊！我半身不遂時，也是因為斷食才能夠走路……一天只吃一餐，只在晚上喝水，那會不會是和當時的斷食一樣類似的療法呢？八年來緊繃僵硬的腳，也才花了十三天就能行走，或許會出現奇蹟……。」

李祥文：朴先生想自己也沒什麼損失，那就試試看好了，於是開始只吃晚餐一餐，也只在晚上喝水。就像當時尋死時斷食一樣，剛開始很難忍受飢餓和口渴。少壯的年紀靠一小塊麵包度日，這不是件容易的事。然而過了三至四天痛苦消失了，身體和心靈維持平穩的狀態。

朴度先：「就像你說的，家人一開始都很反對。因此我只好告訴他們事情的來龍去脈。金泳洙這個人介紹了各種方法，我想嘗試四十天。可是母親聽了大發雷霆。

她說金泳洙這個傢伙一定是什麼邪教的教主，只要被迷惑了，一定會出什麼大事。當時我看起來真的很糟，因此母親斷定那個人一定想害死我。再加上母親是長老教的執事，因此對於這些邪說有很強烈的警覺心。」

李祥文：最後朴先生的母親跑到塔谷公園去找金泳洙，將他帶到躺在床上的朴先生面前。突然開始少食，全身無力的朴先生只能勉強走到廁所去上廁所，無法行動自如。

當時金先生只說朴先生躺著只會讓身體變得更虛弱，叮嚀他要經常練習走路。

從那時開始朴先生只要有機會就會拄著拐杖練習走路。剛開始沒有力氣，覺得很困難，然而反覆的練習後，開始覺得雙腿產生力量。這是朴先生體驗過的事件當中最驚奇的事。

朴度先：「吃一斗米都嫌不夠的年紀，吃一小塊麵包度日，還能有力氣。身體的狀態變好之後，連吃麵包都嫌麻煩，因此滴水不沾的度過十六天。你知道我有了什麼改變嗎？全身充滿著天地的氣韻，精神也變得更清晰。

有一天我想去洗腳，並將腳放到洗手檯上，突然間有種水進入腳內的感覺。冰涼水的氣韻流動至全身。當時我才了解。不一定要用嘴巴喝水，也能用身體喝水。金泳洙先生建議我嘗試四十天，然而我經過了四十天還是繼續採用這個方法。大約過了一百天，我的腳已經完全恢復正常了。這樣你還不相信我的話嗎？」

李祥文：朴先生捲起褲管讓我看他的腿。朴先生的腳看起來很健康。不用說練習馬拉松了，就算要做更難的運動也沒問題。

朴度先：「我的腳痊癒之後，我仍然持續一天只吃一餐，晚上喝水的生活。身體痊癒之後，養家活口的工作就成了我的任務。身體不適時，不要說幫忙家裡了，還成了家裡的負擔。因此我才作烤餅的生意。可是身為家長，就很難進行一天只吃一餐，晚上才喝水的修煉。如果要和大家一起生活，就很難維持我自己的生活節奏。」

李祥文：「只要存一點錢，我就會到山上實踐研究食療法，等到沒錢的時候再到社會上作生意，用這種方式生活。我的心總是留在山上，然而卻不能不理會貧困的家人。」

朴先生的故事說到這裡，這就是我聽到全部有關他的故事了。之後他就不曾提過修煉或食療法。

5 飯水分離的基本要領

1. 飯桌前不要擺水等各種飲料，湯和燉菜也只吃料就好。
2. 用餐後兩個小時到下一餐前兩個小時，這段時間可以隨意飲水。
3. 如果用餐後兩小時不想飲水，請不用刻意飲水。
4. 如果用餐後兩小時飲水出現無力症狀，請改為餐後一小時飲水。
5 如果用餐後兩小時飲水出現便秘症狀，請改為餐後一小時飲水。
6. 實施用餐後兩小時飲水，或調整為一日只吃早晚兩餐時，可能出現疲倦的現象。尤其是進行到兩個半月時，這種疲倦現象會特別嚴重，此時要保持充足睡眠。疲倦現象是為了使一直處於疲勞狀態的細胞得以恢復而呈現出來的。
7. 在進行飯水分離幾個月後，有人會出現胃酸過多或消化不良的現象，此時只要回到一日三餐的飲食節奏，就能恢復正常。

因此，依照常態上班的用餐時間製成如下表格：

飯水分離基本要領

1日3餐 吃飯、喝水時間範例

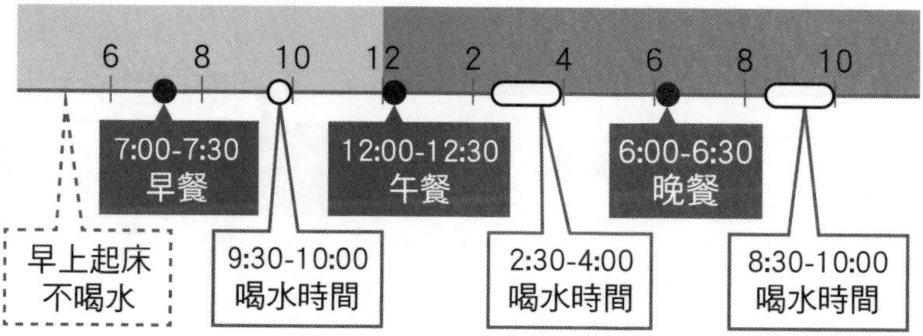

1日2餐 早晚餐或午晚餐範例

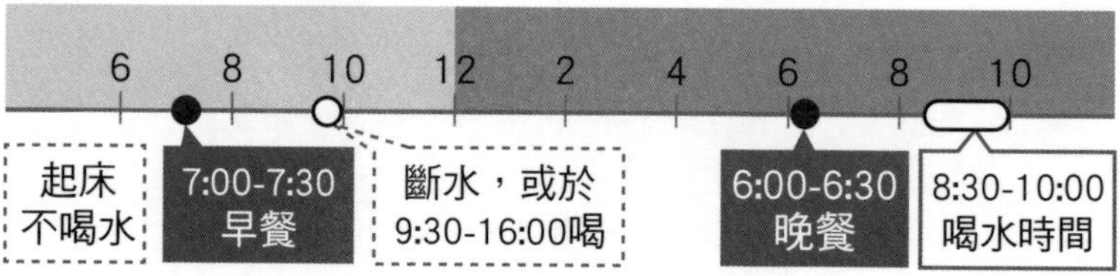

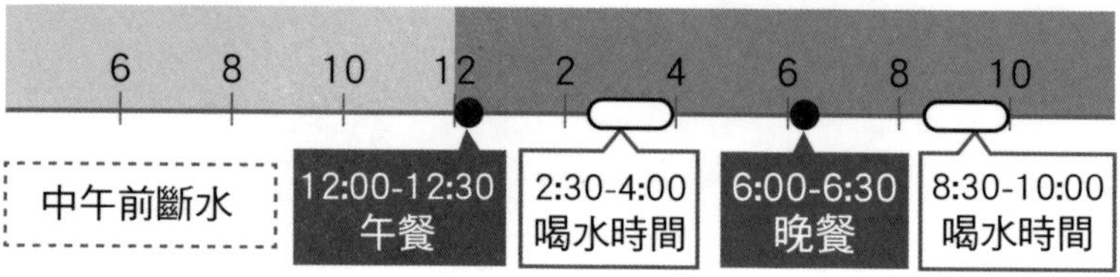

飯水分離基本要領

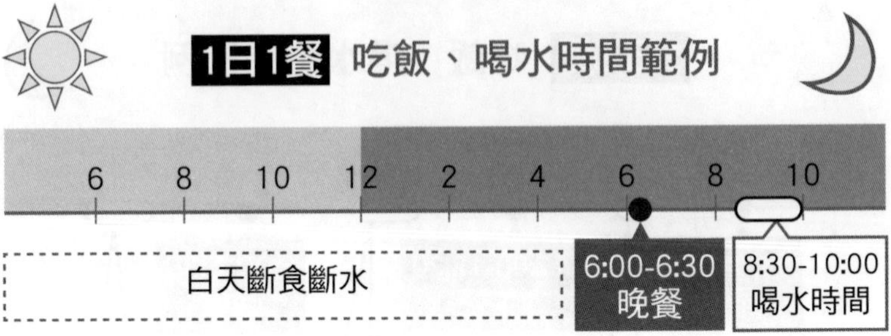

註：亦可實施早午餐，或一日一餐吃午餐。

6 飯水分離修煉智慧語錄

- 自己身體改善了，才有說服力。
- 信任生命，學習放手。
- 我們需要傾聽身體的聲音，而非大腦。
- 飯分的學習最重要的是，學習聽聽自己身體的聲音。這也是一門學習了解自己的課程。
- 喜歡飯水分離！除了可以讓身體健康外，最重要的是此療法可以引導大家回到本我，摒棄借用外力，而失去自己生命的初衷！
- 飯水分離讓人回憶起我們本身已具足所有的幸福條件！
- 飯水分離是原則，不是教條。偶爾沒分沒關係，不會受懲戒或被開除社籍。
- 飯水分離是鏡子，照見恐懼，幫助我們拿捏分際，分開仔細處理並觀察計算。

- 生命科學是一種體驗的科學，只有親身去體驗、去實踐，才能細嚐其醍醐味。
- 我深信，身體具備自我療癒的能力，身體也是心靈的一面鏡子，唯有愛自己、做自己、傾聽自己身體的聲音，才能保有一個健康又美麗的身體及人生。
- 飯水分離是一場濃縮的生命劇場，總是在回望時感動不已。
- 有一年，我全身出疹很癢，當時有三次我真的差點熬不住要去掛急診，但都用意志力撐下去，這段時間未曾使用過任何藥物！您相信您行就一定行的。
- 我相信！飯分期間，身體上的排寒排毒，所有的不適反應，我完全不靠藥物，靠自己的意志力撐過來了！

你要吃素，你也可以不要吃素；我要吃素食，我也可以偶而吃吃葷食。

你要多喝水，你也可以少喝水；我要吃冰，我也可以偶而吃吃冰就好。

你可以飯水分離，你也可以飯水不分離；我可以飯水分離，我也可以偶而飯水不分離。

你說你要一日一餐，我說我要一日三餐；聽說你要斷水，我說喝水很重要。

聽說少喝水可以排濕氣，我說養陽氣最重要。

聽說吃烤餅很好，我說一定要領悟「離固食」妙用、學習陰陽調和。

從飯水分離的修煉中，一定要領悟善待身體的智慧。

——羽田氏撰寫於

二〇一四年四月二十五日

Part 2

飯水分離 飲食修煉的特色

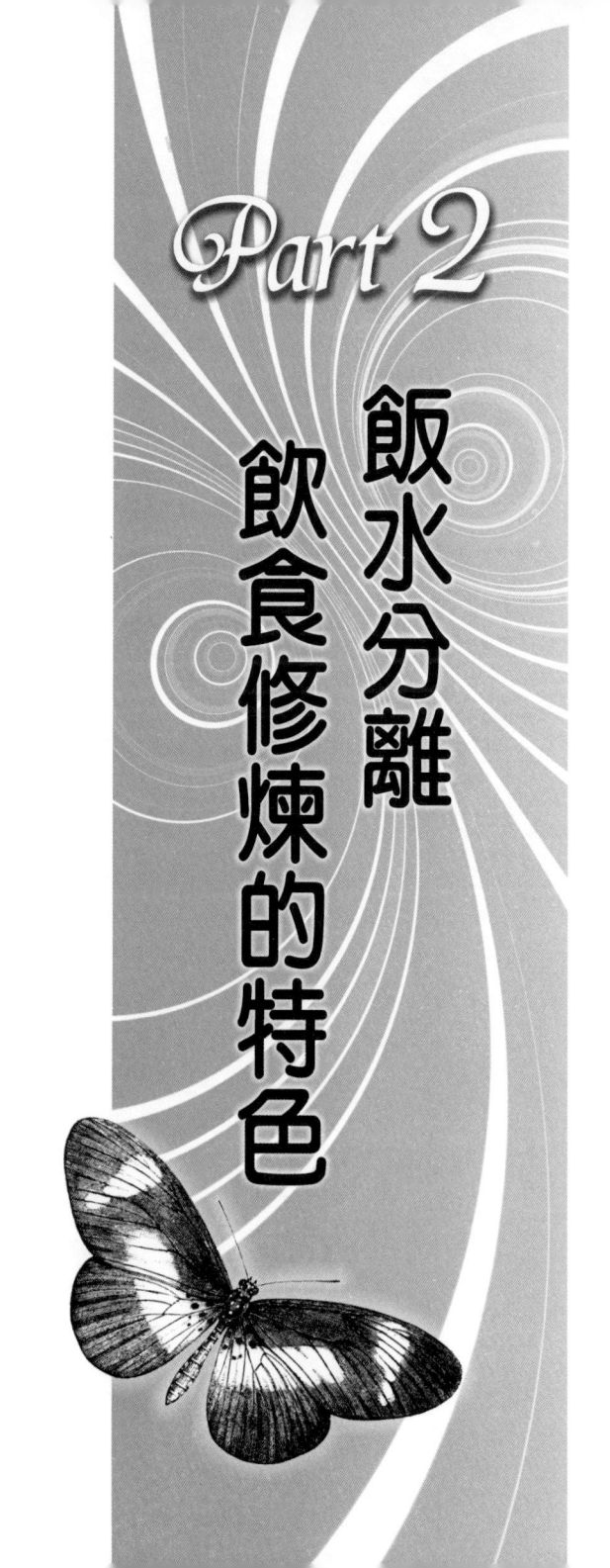

1 在充分的咀嚼中吞嚥津液，吃飯時不要喝湯及飲料

記得父親往生前發病的時候就是無法吞嚥，因此每次飯水分離講座時都會特別強調吞嚥生津的重要性，尤其是飯水分離修煉者脾胃失調必定延伸腎陽不足、心肺功能逐漸減弱。我自己以往吃飯吃得很快，往往三、五分鐘就吃完一餐，所以初期練飯水分離陰陽飲食法時覺得很不習慣，往往吃一餐都要三十分鐘以上，只能慢慢咀嚼，無法吃太快，尤其吃蒸飯、烤餅、槓子頭更是只能慢慢吃，無形中就養成了充份咀嚼的好習慣，因而也藉由這樣的方法，讓急性子的個性緩和下來，吸收變得超好的，黃金大便又成型，胃也很舒服清爽，心煩意燥、浮動的個性也隨之沉靜下來。

在這樣簡單的飲食修煉法中，卻透露出中醫所談的氣血升降理論，完全在

身體體內的經絡流動中呈現，真是神奇，原來古人岐伯、神農氏、華陀、李時珍都是神通知天命、經絡通暢，來熟悉辨證藥草特性在體內經絡的運作，形成中醫的源頭脈流，也讓我薰習十多年的《黃帝內經》中所解析的氣脈關係有整體了解，也鼓勵飯水分離修煉者多多參考八正文化所出版一系列中醫的養生書籍。自己也建構出「提陽造血」概念的飲食方式來輔導飯水分離修煉者面對身體走過病痛期、困惑期，以及在提陽智慧斷食中直接進入少食斷食快速活化細胞。

中醫認為，人體中有五液，即汗、涕、淚、涎、唾，這五液是由五臟所化生並分屬於五臟，「心為汗，肺為涕，肝為淚，脾為涎，腎為唾」，「涎」和「唾」是口中的津液，清者為涎，稠者為唾。也就是說，唾液是脾腎的精氣所化生，故唾液裡含有很多有益於腎精的物質，不僅可以潤澤口腔，吞嚥下去後還可以發揮滋養腎精、延年益壽的作用。

像這樣的說明，就可以讓我們了解臟器是否活絡、是否太濕，比方說，流鼻涕反應肺部濕氣，排便不成型反應腸道太濕或腎陽不足，此時飯水分離所強調的不渴不用喝的調解體內濕氣，就打破了多喝水多吃蔬果的意識形態，反而能了解自己的體質屬性，更可對照既往不當飲食下喝水產生的疾病。

春秋時期的老子也認為靈丹妙藥雖好，仍不如自己的津液重要。清道光年間生於河南省的吳青雲，活了一百六十歲，也是有空就吞嚥津液，將其視為生活的一部分。擅長養生的氣功家也會用吞嚥唾液的方法來滋養腎精，延年益壽。

記得在一場淡水舉辦的講座中，有一位氣功老師問我：「為什麼我的身體會臭？」細問之下才知道在他練功前，會先喝五百毫升的溫開水，練功後還要喝精力湯，如同溼的木頭如何點燃爐灶之火，身體濕冷無法溫陽當然臭，一樣的例子是在花蓮講座中，有一位瑜伽老師得了淋巴癌，他親身說出過去的養生裡雖然花很多時間練功、練氣、吃得很清淡、愛喝茶、多吃蔬果甚至強調有機食物，但完全忽略陽氣韻之下的陰陽調和。

人體在陽氣不足時，心腎相交之水火不濟，必定產生陽虛水大或者陰虛火大的現象，脾胃失調者吸收不好、陽氣下降，因而使體內無法溫陽，大多會偏濕、排便不成形或便溏，所以現代養生中強調多喝水，反而增加陽氣負擔或耗損，更會讓血氣無形中衰退而不自知，而在飯水分離修煉中強調白天養陽氣、不渴不喝，再透過咀嚼，吃烤餅、「離固食」概念食物，反而可以增加吸收、提昇熱能與熱源，胃內水氣減少就會充分吸收，整體就會格外清爽，並可避免人工添加物或高糖高鹽高油脂的飲食食物，逐漸養成無負擔又可養陽氣的飲食方式。

養生就是要充分利用在身體裡就有的，能養腎補腎，而且不用花一分冤枉錢的靈丹妙藥——唾液。

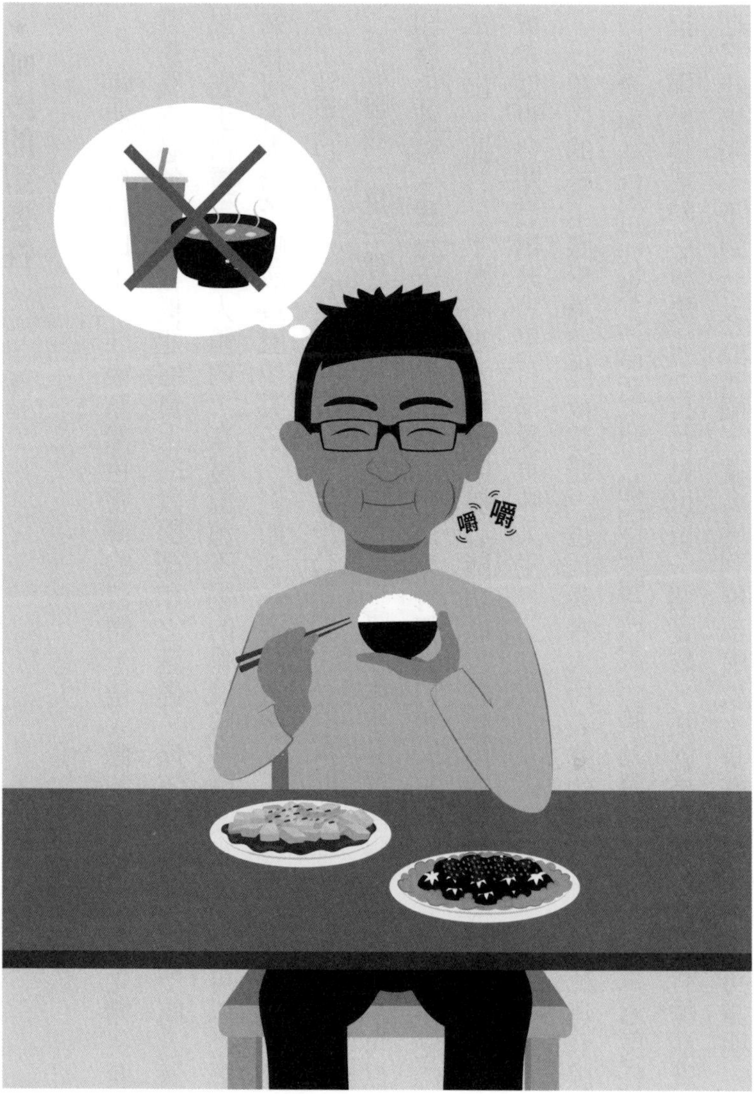
嚼
嚼

●唾液的重要性

唾液，俗稱口水，外觀為無色稀薄的液體，是人體營養轉換的催化劑。營養學概念必須建立在機能體質上的陰陽調和之基礎，而不是多喝水、多吃五蔬果、吃蛋白質等等。人體內，在這源源不絕的唾液腺被開發後，你就可以了解到為何古人給予唾液這麼多美名，例如：「金津玉液」、「玉泉」、「甘露」等等，這足以看出，養生家認為唾液是人體內十分珍貴的一種液體，並認為，「吞嚥唾液」是一種滋養腎精的保健方法。實行飯水分離陰陽飲食法後，可以開發唾液腺，我每天早上刷牙根本不用牙膏與漱口水，光刷牙就有源源不絕的水冒出。此外，不渴不喝水可以開發心肺功能，直接由空氣中攝取水分，味覺敏銳度也會開發出來，更可享受美味人生。

體內的腎上腺素通達唾液腺體，也代表古人所表達的精氣神，因此唾液腺的開發與活絡可代表生命活力，如同中醫所說「腰為腎之府」，如果過度耗損，那麼腰部勢必會酸痛。自己可以做一個實驗，那就是只要口裡一有唾液就把它吐出來，不到一天的時間，就會感到腰部酸軟，身體疲勞。這也可證明，吞嚥唾液能滋養腎經，起護腎之作用，而多唾或久唾，則易耗腎精。

古人養生中的嚥津法最早見於《黃帝內經》，在《素問•刺法論》中提到：「腎有久病者，可以寅時面向南，靜神不亂思，閉氣不息七遍，以引頸嚥氣順之，如嚥甚硬物，如此七遍後，餌舌下津令無數。」歷代名人名醫有許多人實踐亦證明，唾液養生確實有很好的祛病強身、延年益壽、美容等效果。

• 吞嚥唾液的修煉法

(1) 叩齒嚥津食『玉泉』

何謂「玉泉」？《備急千金要方》云：「玉泉者，口中唾也。」即是指由口腔內大、小唾液腺所分泌的液體——腺液。中醫學認為，常食「玉泉」，能潔齒牙，明耳目，益顏色，強身健體，祛病延年。早在漢代，食「玉泉」法就被一些養生者所推崇。據《後漢書•方術列傳》記載，東漢時王真「年且百歲，視之面有光澤，似未五十者」。他介紹養生方法時說：「吾之養生，周流登五嶽名山，悉能行胎息、胎食之法，漱舌下泉咽之，不絕房室。」

《備急千金要方》中還記載了三國時曹操向皇甫隆請教養生術的故事。曹操問曰：「卿年出百歲而體力不衰，耳目聰明，顏色和悅，此盛事也。所服食施行導引可得聞乎？」皇甫隆答曰：「嘗聞道人蒯京已年一百七十八而甚丁壯。言人當朝朝服食玉泉。使人丁壯，有顏色，去三蟲而堅齒……朝旦未起，早漱津，令滿口乃吞之，琢齒二十七遍。此者乃名煉津。」證明皇甫隆在當時已知道，早晨未起時漱煉津液而嚥之，有去蟲排毒、清潔口腔、堅固牙齒的作用。

古醫籍記載服食「玉泉」的方法較多。梁代陶弘景《養性延命錄》言：「每旦初起……漱玉泉三咽，縮鼻閉氣……令人延年不老。」隋代巢元方說：「朝未起，常咽津，能補益虛勞，令人強壯。」

唐代的孫思邈說：「每食訖，以手摩腹數百遍，叩齒三十六，津令滿口。」如此則津液流通，「食易消，大益人，令人能飲食，無百病」。他還把這種方法稱為「飲玉漿」，由此足見其對此一養生法的重視程度。

明代的《胎息銘》則認為半夜子時的嚥津尤為重要。還說常嚥津「非只治病，決定延年」。宋代文學家、詩人蘇東坡對嚥津養生法亦頗有考究。在《上張安道養生訣論》中，蘇氏還把嚥津與叩齒、閉息、內視、按摩等功法融為一體，提出了一套很有實用價值的養生法。其功法是：「每夜於子（時）後，披衣起，面東若南盤坐，叩齒三十六通，握固，閉息，內視五臟——肺白、肝青、脾黃、心赤、腎黑（自我默念的暗示法）。次想心為炎火，光明洞澈，下入丹田中，待腹滿氣極，即徐出氣，出入均調，即以舌接唇齒內外。漱煉精津液，未得咽……如此者三。津液滿口，即低頭咽下，以氣送入丹田。須用意精猛，令津與氣，谷谷然有聲，徑入丹田……三咽津乃止。」他還指出，這種方法不必拘泥於子夜，白天無事時，「亦可時時閉目內視，漱煉津液咽之」。

(2) 細嚼慢嚥法

飯水分離修煉者會透過細嚼慢嚥吃烤餅、蒸飯、槓子頭等來促進唾液分泌。

凡是養生學家都強調，吃飯的時候要細嚼慢嚥，這是因為籍此可以多分泌唾液，更易於吞嚥食物。曾有長壽者分享他的長壽秘訣時說到，每吃一口飯或者菜，都要細嚼慢嚥，嚼三十二次，而喝水或者喝飲料時，會先含在口中一會兒，然後再吞下去。

(3) 舌舔上膛法

這是隨時可做的簡易生液法，也是大多數古代養生中常用的一種方法。常用舌頭舔上膛，唾液便會自然流出。許多氣功家也會用吞嚥唾液的方法來滋養腎精、延年益壽。

(4) 赤龍攪華池

妳的容顏是生命氣息的展現，生命中的歡樂鼓舞、喜怒哀樂都反映在五臟六腑的強弱。

古人的養生法中有一種方法是「赤龍攪華池，天河水逆流」，又稱「赤龍攪海」。這「赤龍」指的就是紅色舌頭，「華池」、「海」都是形容人口腔內的唾液。因此「赤龍攪海」，意謂經常用舌頭在口腔內攪動，使體內的唾液分泌於口腔，開發這唾液腺通道讓唾液源源不絕、再徐徐嚥下就不容易口渴，從而達到健身祛病、延年益壽的目的，反而吃高糖、高鹽、高油炸、高調味料會讓喉嚨細胞墮化，更容易口渴、血管壁硬化。

古人稱唾液為神水、靈液、瓊漿、玉醴等，是十分神聖的，反觀現代文明過度倡導營養學、多喝水、補充鈣、多吃蔬果等等，忽略了身體機能本能與天地的運行運作。古人之智慧來自天道，認為「赤龍攪海」這個功法，能潤五臟、悅肌膚，使人頭腦清醒、精力充沛，令人壽而不老。

明代龔居中在《洪爐點雪》中指出：「津既咽下，在心化血，在肝明目，在脾養神，在肺助氣，在腎生精。」

此外，就從舌頭和臟腑經絡有密切的關係來了解，舌為心之苗，脾經連於舌根、散於舌下，腎經也通舌根，肝經行頰裡環繞口唇，喉嚨發音更離不開肺氣。不但如此，舌的活動還牽扯到任脈，所以說，舌的活動對所有的臟腑都有補益作用。對於女性而言，這就是一種最好的內調方式，五臟六腑調理好，自然能由內而外地散發出美麗的風采，比起到美容院做護膚保養更有效許多。

●西方醫學解讀唾液的特徵

現代醫學認為，唾液是一種無色無味近於中性的低滲液體，除水分外，含有鉀、鈉、鈣、硫氰酸鹽、氯、氨、黏液蛋白、唾液澱粉和溶菌等成分。哺乳動物的消化系統有很多的分泌腺可以在消化過程中幫助消化，否則食物不能下嚥，食物會原封不動的被排泄出來。口腔雖然並非一個主要的消化器官，但它是食物必經之道，口腔內的各種構造是消化過程中最重要的一環。

在口腔內有三對唾液腺，其各有兩種不同的細胞，有黏液細胞和漿液細胞。前者分泌一種厚而黏性強的分泌物，後者分泌較稀和多水的分泌物和一種稱為「澱粉酵素」（Amylase）的酵素。三對唾液腺中最大的一對稱為「腮腺」，其分泌多水的唾液，使口腔不至於乾涸。每人每分鐘分泌大概0.2毫升的唾液，若整天不開口，則分泌三百六十毫升，亦即一杯水的容量。但通常我們每天會分泌一千～一千五百毫升的唾液。

唾液的成分和我們身體內的血清相似，pH（酸鹼）值是6.5，它含有各種有機物體，例如：蛋白質、酵素、氨基酸、尿素、黏液、抗體和抗原。此外又有溶菌酵」（Lysozyme），這是最佳的自然殺菌劑。此外，還有澱粉酵素，幫助消化，又有從口腔上皮不斷脫下的死細胞，被吞下食道後再分解。唾液比血液的滲透性更低，因此可說唾液是人體自行分泌的精華，其內含物質並非只是一些毫無價值的水分，而它的分泌是由交感神經和副交感神經控制着；副交感神經指示分泌大量的水分，而交感神經卻控制分泌其中的黏液。同時腎上腺也在控制分泌以使口腔整天都保持濕潤。

無機物體，包括Cl^-、Na^+、K^+、檸檬酸等等，而最重要的是它有大量的「

從咀嚼到唾液腺開發後體內血清素增加，這血清素多寡與人體的元陽氣能否安定有關，在很多飯水分離陰陽飲食者所分享出來的案例中足以見證。

● 李祥文老師也同樣從老鼠的細胞修復實驗中印證

一九五一年，美國生物化學家斯坦利·科爾和義大利女生物化學家麗塔·萊維·蒙塔爾奇尼從老鼠的唾液裡分離出了兩種物質：一種是能促進神經細胞生長的「神經生長因子（NGF）」；另一種是對皮膚表皮細胞生長有著強有力

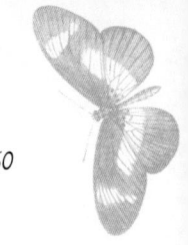

老鼠的細胞修復實驗

實驗1
一日3餐，給予老鼠
依據現代學說的充分營養食品

1. 可自由喝水
2. 用餐後2小時再喝水
3. 白天不喝水，晚餐後2小時到晚上10點可自由喝水

實驗2
一日2餐，不管營養價值
只提供一種食品

1. 可自由喝水
2. 用餐後2小時再喝水
3. 白天不喝水，晚餐後2小時到晚上10點可自由喝水

實驗

5天後在老鼠身上劃一個傷口，
止血後從隔天開始15天左右一天泡一次溫水

結果

實驗1
一日3餐，給予老鼠
依據現代學說的充分營養食品

1. 傷口有紅腫的現象，傷口有可能會惡化
2. 可看出傷口已復原良好
3. 傷口復原

實驗2
一日2餐，不管營養價值
只提供一種食品

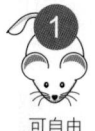

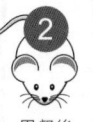

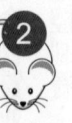

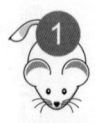

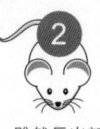

1. 雖然長出新細胞，但可看出缺乏營養，耐力差
2. 雖然長出新細胞，但可看出輕微缺乏營養，剛開始耐力很強，之後慢慢變弱
3. 不僅沒有營養不良的症狀，還非常有活力，耐力剛開始雖然比較弱，然而時間愈久，就變得愈強

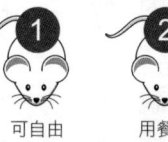

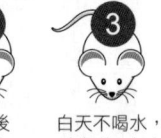

的促進作用的「表皮生長因子（EGF）」。後來他們發現，哺乳動物和人類的唾液中也有這些物質。一九八六年他們因此而獲得了諾貝爾醫學及生理學獎。

日本東京大學藥學科伊藤、罔部等發現，唾液腺不僅是外分泌腺，同時也是內分泌腺，並認為唾液腺能分泌長壽因子。研究者從牛的唾液腺抽出液裡分離出一種「腮腺激素」（Parotin，又稱作唾液激素），並把這種物質注射到幼鼠體內有促進幼鼠發育的作用。當研究進入人體後又發現，唾液腺激素有促進傷口癒合的功能，還對多種老年病有治療效果。由於它能促進人體的間葉組織生長，所以對由於間葉組織衰退引起的衰老疾病，如關節軟骨萎縮、老年性駝背、皮膚和容貌的衰老變化，以及老年性骨關節僵硬等有治療作用。基於這結論，日本醫學界還曾創造出一種用於保健和抗衰老的唾液腺激素療法。

中醫認為，唾液為脾所主，脾為後天之本。中醫學院曾對二十名消化系統疾病、脾虛病人的唾液澱粉活性進行觀察研究，結果顯示，消化腺分泌的儲備力量不足，化學性消化能力低下，是脾虛病人的一大病理變化，唾液和整個機體的機能變化密切相關，而脾的功能對唾液的動態變化又有著直接影響；同樣，增強唾液的分泌功能又可對脾的運化功能產生良性的積極作用。這證明了中醫對唾液保健功能的認識和唾液為脾所主的觀點具有科學性。

●咀嚼結合飯水分離，創造健康活化的奇蹟

(1)開發唾液腺讓生命活泉源源不絕，尤其是掌握早上養陽氣的時間點，不渴不要喝水

唾液是身體免疫力的開路先鋒。咀嚼並不僅僅是為了嚥下堅硬的食物，關鍵是能產生大量的唾液，如果能在早上養陽氣的時間不渴不喝水，將更能提升體內熱能，讓身體充分燃燒淨化。

飲食中充分咀嚼的人，一天分泌一千～一千五百毫升的唾液，因此身體並不需要額外補充太多的水，藉此陽氣熱循環力道能夠發揮神奇的治傷作用。唾液中還有一種神經生長素，這種生長素能顯著地縮短傷口癒合時間，能加速皮膚的癒合。唾液是我們體內免疫力的「先鋒開路尖兵」，必須勇猛有力，如果搭配飯水分離的概念更能活化細胞。進食時不咀嚼，會減少唾液分泌，用餐時

狼吞虎嚥，如果又亂喝冰冷飲，就等於在擊垮這「開路尖兵先鋒」，使免疫力下降，讓細菌得寸進尺。

(2) 細嚼慢嚥可為腸胃減輕負擔；吃飯時不要配湯、喝果汁與冰冷飲

細嚼慢嚥能使食物與唾液充分結合，唾液有幫助和促進食物消化的功能，而且多次咀嚼能把食物磨碎，胃可以在一個寬鬆的環境裡邊工作邊享受。已經感到胃部不適的人更應該細嚼慢嚥、忌諱吃寒涼生食與水果、早上養陽氣少喝水直到胃改善後再微調，嚴重者飯多菜少或只吃白飯拌醬一週，直到改善。

不經咀嚼過程，直接吞嚥食物及喝冰冷飲，會造成胃腸道沉重的負擔，尤其冰果汁飲料會讓血管收縮、身體的消化時間延長或阻塞。如果長期如此，胃腸便會處於持續疲勞的狀態，而易罹患各種疾病。

(3) 飯水分離後，更能享受美食

唾液中有一種成分能使味覺變得敏感，它能使食物越嚼越有味、更能享受美食。

(4) 經常吞嚥口水能保持口腔清潔

口腔內經常存在著大量細菌，但口腔內的傷口很少會感染，這也是咀嚼的功勞。

咀嚼時分泌的唾液，不僅含有溶菌酶，而且含有其他抗菌因子，如免疫球蛋白等。它們是空氣或水中多種細菌的天敵，能阻止細菌的停留，不讓它生長繁殖，必要時甚至會將其消滅。

(5) 咀嚼越多，頭腦越聰明活絡；飯水分離後少食少欲，頭腦少煩少惱

吃蒸飯、槓子頭，多咀嚼能鍛煉臉部肌肉，咀嚼時血液會源源不斷輸往腦部，腦細胞間訊息往來頻繁，由於刺激作用，腦的荷爾蒙分泌增多，大腦的思考能力和工作效率顯著提高，不會因為體內濕寒氣而昏沉、注意力無法集中。

根據美國醫學專家的研究統計，咀嚼少的兒童智商普遍低於以耐咀嚼食物為主的兒童。若想變得聰明，一定要從咀嚼中搭配飯水分離修煉與提升體內陽氣韻。

(6) 咀嚼可以預防齲齒

進食時口腔呈酸性，這種環境很適合齲齒菌滋生，牙齒表面的鈣和磷也開始溶解。咀嚼後唾液大量分泌，中和了口腔裡的酸，齲齒菌因而逃跑，鈣和磷不會溶解，牙齒保有健康。

同時，牙齒表面和牙齦的食物殘渣，也會因摩擦而消除，進而加快牙齦部的血液循環，牙齦炎的發生減少。

(7) 青春永駐、歲月不留痕，搭配飯水分離更可返老還童

隨著年齡的增長，人到了三十歲左右，會大量分泌腮腺激素的耳下腺開始萎縮。沒有足夠的腮腺激素，血管和皮膚等組織的彈性和活力就難以保持。想活化它的功能，最有效、最簡便的方法就是咀嚼。咀嚼可以刺激耳下腺，保持腮腺激素的分泌。

細嚼慢嚥可以促進面部的肌肉活動，使血液循環質量提高，肌膚代謝力增進，自然臉色紅潤、皺紋少。充分咀嚼還能刺激腮腺，促進胰島素的分泌，調

節體內醣的代謝，降低血糖數值，預防並有助於糖尿病的治療。

如果同時搭配飯水分離修煉後進入少食，一日三餐，一日兩餐，一日一餐，細胞可以完全活化，內臟不會因為積食而老化。

(8) 多細細咀嚼與練習飯水分離中的不渴不喝水，可以因為少喝水讓體內燃燒而消水腫達到瘦身的效果

人的「飢」與「飽」反應，並非完全取決於胃本身的空虛和充盈，而是受到下丘腦的控制。當食物經胃消化吸收後，血液中的糖類和氨基酸等物質的濃度升高，大腦接到這信息後，飢餓感便消失，而體內瘦體素就會升起飽足感，使之不想再進食。如果不經過仔細咀嚼，吃得太快，又喝水喝飲料刺激分泌，胃壁擴充就會無止境的又吃又喝，好像無底洞，這也是李祥文老師最大的發現「如何喝水」的關鍵，來平衡體內機制的運作。

美國的肥胖者一邊看著鐘表吃飯，一邊數著咀嚼次數，他們要使每頓飯的咀嚼次數比未進行慢食減肥之前明顯增加。細嚼慢嚥，使食物能更快消化吸收，促使血糖更快升高，更容易興奮飽食中樞，而較早出現飽足感並停止進

食。

⑼ 提升免疫抗體的真正力量、對抗病菌與病毒，首重從飯水分離中除濕提陽

搭配飯水分離提升陽氣韻之下，能使致癌物質的毒性降低。如果你按每咀嚼一次一秒鐘計算，一口食物咀嚼三十二次再吞嚥下去。咀嚼時唾液的分泌能降低亞硝酸化合物對細胞的攻擊，改變細胞突變，對於化學合成劑、防腐劑等食品添加劑帶來的危害，也有明顯的解除作用。唾液還能中和、消除食物中的致癌物質。以慢慢咀嚼來延長生命。時常讓身體保持熱氣韻，不要任意多喝水，免疫力抗體即會增強，任何病菌病毒或流感都會在短時間被消除。約在五年前有一位飯友被虎頭蜂螫十多處，三天就完全沒事了，這顯示體內抗體是很強的。

● 吃乾的食物的優點

1. 在強大唾液腺的作用下可提升消化力。
2. 促進胃液的分泌，完全吸收、消化所攝取食物的養分。
3. 因為節制不會暴食，就算吃得過多，因為胃酸變強，也不會有消化不良或是體重的困擾。進行飯水分離陰陽飲食法，呼吸自然會變得深沉，就算不採丹田呼吸也能得到很好的效果。
4. 只要持續二至三週，胃臟機能強化後，新陳代謝也會跟著變好，消化力、吸收力自然提升。
5. 餐後兩小時喝水，食物就不會停滯在胃中，而會被快速吸收。
6. 強化身體的自然治癒能力，因此無論任何疾病都能在五至十五天內治癒。
7. 併行離固食可得到更好的效果。

——摘自《飯水分離陰陽飲食法》

● 是否任何體質都適合吃乾的食物，其時機點？

開脾胃與滋陰是幫助吸收最好的方式，那如何開脾胃？吃乾的食物、少喝水。飯水分離修煉者必須了解這食物與身體開關的微妙關係。比如西餐的飲食——開胃酒、濃湯、生菜沙拉，這都是讓你脾胃開，在西醫的說法就是刺激分泌，最後才吃主餐，所以西方人容易養成過胖。而飯水分離認為二十四歲之後骨架已完整了，所以就可進入平衡飲食、慢慢少食、交替修煉活化細胞。因此什麼時候想增加吸收，什麼時候想關閉吸收都可以自己控制，而不被食物控制，藉此從中學習、了解體質與陰陽調和之道，讓身心協調。

2 養足陽氣韻，次第少食

自古以來有相當多的文獻資料記載著斷食、少食、禁食可以改變體質或淨化身體。

1935 年，美國生化學家 McCay 就曾報告，用大鼠做實驗，餵食不同卡路里的食物，他發現餵食低卡路里的老鼠的平均壽命比餵食高卡路里的老鼠來得長。限制卡路里可以延長壽命，不僅在老鼠，甚至在果蠅、線蟲等模式動物中都得到證實。接下來就產生一個有趣的問題：「是否從出生開始就得節食才能延長壽命？」

2003 年，英國科學家 Partaidg 教授用果蠅做了一個有趣的實驗，如果他讓果蠅吃得半飽，讓果蠅隨時處在挨餓的狀態，死亡率明顯比每天吃得很飽的果蠅低了很多。但對這些吃得很飽的果蠅，等到第十八天開始讓牠挨餓，死亡率馬上就掉下來了！相反的將原來處在挨餓狀態死亡率很低的果蠅，第十八天開始給牠吃得很飽，死亡率馬上就增加了！這個實驗結果清楚地告訴我們，食物的攝取與老化的速度，有非常密切的關連。至少對果蠅來說，節食永不太遲，但得終生奉行才行！

Part 3

認識疾病的緣起

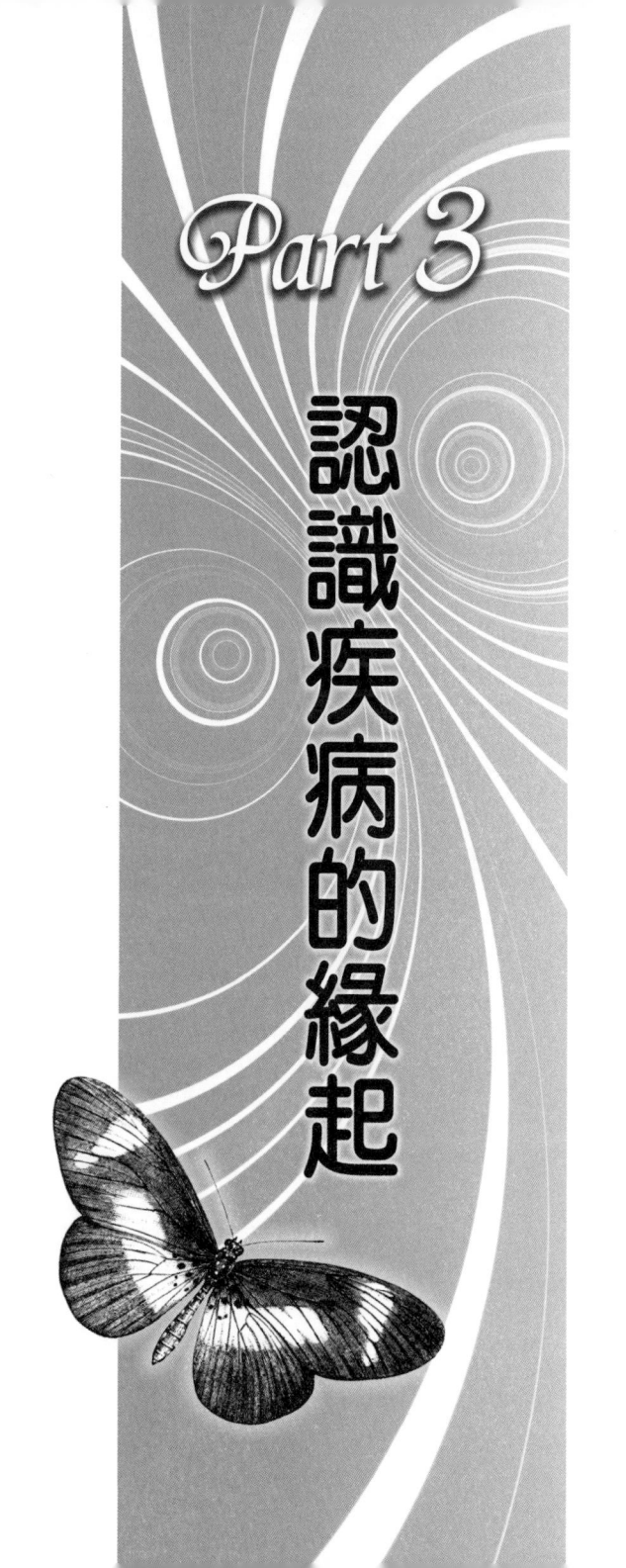

1 體內動力循環系統功能來自血氣多寡

從中醫的角度來看「濕之為病」，養生概念中可以把身體的機能運作，比喻為一輛車或機器的運作，必須要有充分的動能電力系統與潤滑來順利運轉。身體內臟機能好壞決定於血氣溫陽、機器車子是鋼鐵鋁為外殼不怕溼、細胞則不然，就像一張紙溼了就挺不起來了。車子運作機件之間靠潤滑液、人體內臟運作是靠血氣津液潤臟器。

水對於車子功能是散熱、對於身體是溫度調節。

古人說：「千寒易除，一濕難去。濕性黏濁，如油入面。」

當脾胃機能衰落沒有辦法把所有東西都轉化為人體能夠利用的營養成分時，那些沒有被轉化的東西，就變成濕邪，留在體內，導致渾身發沉無力、頭髮油、臉油以及腹部凸出、水腫肥胖、免疫力下降等症狀發生。

生活中很多人患上脂肪肝、哮喘、高血壓、心腦血管等疾病，甚至惡性腫瘤，其實這些病都跟濕邪氣有絕對關係，同時也會使身體的動力陽氣損耗或造成過度負擔、血液中的濁氣有如水溝裡的爛泥巴無法水流順暢。

濕邪氣不除，身體容易疲倦沉睡，感覺睡再久也不夠！

改正不當的湯湯水水飲食習慣才能去濕邪，濕邪氣在皮表下或血管臟器中，可以說是健康的最大敵人之一，這是因為現代人運動量越來越小，待在冷氣房過久、不當的飲食習慣讓體內陰盛陽虛，從而濕邪內鬱。加之，人們飲食上偏愛辛辣、味重，還有甜的口味，過多攝取這些肥甘厚膩食物，就會形成痰溼體質而燥熱，而影響脾胃運化功能，這都應當從改善飲食習慣著手，飯水分離強調不渴不喝，就不會破壞陽氣，而任意放縱、毫無節制的飲食。

● 如何判斷自己體內是否有濕氣？從認識八虛穴開始

有關八虛穴在《黃帝內經》中有一段記載：「肺心有邪，其氣留於兩肘；肝有邪，其氣留於兩腋；脾有邪，其氣留於兩髀；腎有邪，其氣留於兩膕。凡此八虛者，皆機關之室，真氣之所過，血絡之所遊，邪氣惡血，固不得住留，住留則傷筋絡骨節機關，不得屈伸，故痀攣也。」八虛指的就是兩肘、兩腋、兩髀、兩膕八個部位。

(1) 痰多——反映肺心有溼寒邪氣

「濕痰內盛，上犯肺系，肺失宣降，則咳嗽痰多；痰濕停胃，胃失和降，則噁心嘔吐；痰濕阻膈，氣機不暢，痞悶不舒；痰濕留注，則肢體困重；阻遏清陽，則頭目眩暈。」

人體循環功能會行血生熱來排水溼、體溫過低或腹部太冷，濕氣就排不出來，因此溼病久了會形成溼熱。若是火過旺則水溼轉濃成為「飲」，再嚴重者化為「痰」，所以溼久會生痰病，但這個痰病的源頭還是脾胃虛弱惹的禍。若是一身汗入水中，則會形成黃汗症，因為溼熱積於上焦，衣服被久積的汗所染黃，所以平常運動完不要沖冷水，否則汗出不透，積久了就會出現問題。

溼熱積於下焦，則內褲容易出現黃色的分泌物，並發出異味，若用吹風機吹，不但內褲會溼一片，而且會散發出溼毛巾般的臭味，就是下焦溼熱的問題。奇怪的是，這種邪水不容易在平常輕度流汗裡排出來，因此，運動可以帶動氣血與熱氣，流汗可以排出水分，但運動流汗排的是真水還是邪水就不可知了。如果是邪水，則一流出來的汗水就有異味，不是等到汗乾了才出現臭味。

溼久化熱嚴重者會全身發黃而形成黃疸，嬰兒的黃疸好處理，大約服一至二次的藥就可解決，但成人的黃疸往往是溼熱久積，處理起來麻煩得多，不但要很有耐心慢慢健脾除溼，還要把不良的生活習慣改正，否則不易康復。

(2) 口水過多——脾溼或蓮花舌

體內濕邪過重，還會淹沒五臟六腑，充斥於臟腑經絡。五臟化生五液，就會通過五液的形式來排泄，患者就會表現為五液過多。

《黃帝內經》說：「五臟化液：心為汗，肺為涕，肝為淚，脾為涎，腎為唾；是為五液。」其意指汗為心液，鼻涕為肺液，淚為肝液，涎為脾液，唾為腎液。

(3) 全身乏力

如果經常全身沒勁，兩條腿沉重無力，上下樓梯困難，腰部沉重異常，頭也昏昏沉沉，這些困乏的表現，根本上都起因於「濕生重濁」。

頻尿、尿失禁、水腫無法爬樓梯的飯水分離修煉者，很多都可以在一個月內改善。

(4) 肥胖

很多突然之間胖起來的人，都是因為水溼大量積在身上，像是喝水也會胖的，問題在於脾胃無法排出身上多餘的水，而不在於你吃的多或少，像這種患者，修煉飯水分離陰陽飲食，很容易改善。

因此，不要再相信坊間中醫減肥的療效，真正的中醫講求的是平衡，每個人的骨架有多大，就需要搭配多少的肉。過胖的人把脾胃調好了，就會身材勻稱；而過瘦的人把脾胃調好了，反而會長肉。中藥調養是讓每個人有正常勻稱的身材。

(5) 溼在皮膚

很多人不知道長期腸胃衰弱引起的腎陽弱，在身體病症最常見的就是異位性皮膚炎，在腳底就形成香港腳和腳臭。脾溼的人面色黑暗，有時會長一些痘痘，但不是青春痘，嚴重者就變成異位性皮膚炎，這大多是珍奶之類的飲料（牛奶＋塑化劑）所惹的禍。很多人臉色氣光暗沉、髒髒的，這就是溼病，嚴重者印堂發黑，因為額頭屬心火，而黑為腎水之色，水可以滅火，故為病危之症，尤其每天大量喝水三千毫升以上也會傷脾又傷腎。積在皮膚裡的水溼，久了就會發酵，所以流汗有異味；若溼氣久積成痰阻住汗腺，則會有狐臭，用吹風機把痰阻的汗腺導通則不再臭，聽說用薑擦也會有效；腳臭大多是飲料（咖啡、珍奶）惹的禍，因為溼性下沉，邪水積在腳底久則發臭，更甚者則會形成香港腳。

有嚴重手汗症之類的患者，其實就是溼寒問題，因為喝太多水，身體必須排出多餘的水溼，如果開刀拿掉汗腺反而變成其它地方汗流不停，唯有照顧好脾胃、養成良好的飲食習慣與進行提陽智慧斷食，才能真正把體內日積月累的水溼清乾淨。此外，飯水分離修煉者調好富貴手的例子也很多。

(6) 溼會造成筋無力

有一位瑜伽學員就經常手肘、肩膀痠痛，上瑜伽課也改善不多，後來閒聊之下才知道他喜歡吃剛從冰箱拿出來的水果。這習慣會讓溼氣把筋泡鬆了，腸道的伸縮性變差，大便就不容易下來，更有患者直腸擠成一團，或是因為筋鬆而臟器往下掉，若是腸子掉下來則形成疝氣，因為腸子往下墜拉動神經而抽痛，原因都是體內太過潮溼。

溼病最怕點滴，因為點滴裡的水邪反而更加重身上的溼氣，這也是李祥文老師一直強調的不要打點滴。就有一個痔瘡的患者（痔瘡為溼病，重墜在下，但又分成寒溼和溼熱兩種），做完手術後，因為打點滴造成溼氣更重，直腸變成曲腸，因此肛門閉塞而無法排便，又動了擴肛術，結果身體更溼變成脫肛

（腸子掉出來），再動手術把掉出來的腸子切掉一截，結果切完腸子變成子宮掉下來，最後子宮切掉，人也躺下來了。

● 養生必須先學會從日常生活中觀察溼氣

(1) 賴床

如果每天早晨起床的時候覺得特別疲勞，頭發昏，打不起精神來，或是像穿了件濕衣服一樣，渾身不清爽，睡再久也睡不夠，人也懶得動，那麼可以肯定你體內濕氣重。

(2) 晨便

大便黏，擦不乾淨。很多人上大號要坐很久，但卻只排出一點點，上完後還要用掉一堆衛生紙，就是因為腸胃道溼，所以無法吸乾大便的水分。嚴重者溼阻腸道，造成蠕動不良，大便會腐敗在裡面，放出一點一點的悶臭屁（因為空氣也被阻在腸道），更甚者一肚子大便，會餓但吃不下飯，因為沒有空間可以塞下去了。

如果溼氣過重，把腸道泡到軟爛，大便經過的時候就容易磨破皮，拉肚子帶血就是痢疾，這時大便次數變多，但又拉不乾淨，覺得肛門重墜，如有物阻滯的感覺。痢疾的成因有許多，用藥方向不盡相同，但主要的原因都是因為溼久積腸道，這時運用飯水分離中的吃烤餅、斷水一天，就可以得到改善。

(3) 觀察舌苔

健康的舌頭呈現淡紅而潤澤，舌面有一層舌苔，薄白而清靜，乾濕適中，不滑不燥。如果舌頭達不到這些指標，那說明身體機能已經出現問題。

如果舌苔白厚，看起來滑而濕潤，則說明體內有寒；如果舌苔粗糙或很厚、發黃滑膩，則說明體內有濕熱；如果舌質赤紅無苔，則說明體內已經過熱而傷陰。

飯水分離修煉者不容易有舌苔，即使有，只要早上斷水，或當天早上斷食，都可以改善心血管中的濕氣；經常吃烤餅也可以有效改善體內濕氣。

(4) 觀察襪子

腳氣、腳臭都是反應濕氣，尤其思考過度的人，容易因上熱下虛引起此疾。經常喝冷飲、腹冷頭熱也會。

體氣與體臭者一定要戒掉奶蛋飲品與食物，更嚴重者屬於怕冷、體溫低、腹部無力的人，平常只要吃白飯拌醬、蔬菜水果都不吃，直到體內濕氣排出為宜。

如果以上四種症狀，你已經有一種以上，你就必須要勵行飯水分離。甚至嚴格早上養陽氣，少喝水。

初期修煉飯水分離的修煉者都至少會瘦2公斤，其實大都是因為排出體內過多的水所造成；如果你是水腫體質的人，在飯水分離初期就瘦五至十公斤，是很正常的。

身體這麼濕！你還會一天喝二千毫升以上的水嗎？

根據「脊骨神經醫學」研究出來的每日人體所需飲水量圖，以女性一百三十磅（約五十八・九六公斤）為例，約需八杯八盎司（八盎司＝二百二十六・七九公克，約二百三十七毫升）的水，共約一千八百九十六毫升。

這研究可以解釋為人體內應該維持水平衡，但卻忽略：

1. 呼吸時，空氣中的水氣（溼度）。
2. 用餐時，食物中的水分。
3. 沐浴時，皮膚吸收的水分。
4. 體內過多的水分。

營養學論點沒有考慮到體內機能與陽氣熱循環、與體內的代謝力，而一直強調多喝水，日積月累反而更會讓體內陰陽不平衡，而西方醫學（包含標榜更全面的「預防醫學」）總是和東方醫學有很多的衝突和牴觸。

2 斷章取義的健康資訊

• 你確定多喝水就會健康嗎？

知名百萬暢銷作家醫學博士石原結實告訴你，過度攝取水分反而會引起疾病！

擁有西醫背景的石原結實，在長期的看診經驗中體認出，為增進健康就應該重視最自然的自然療法。人體的確不可欠缺水分，但只要攝取必要的量並加以充分利用，再徹底排泄出來就行了；反之，這些水分若沒有充分利用，也沒有排泄出來，反而會囤積在體內，那麼這些水分，正是現在人罹患各種疾病的原因。

——摘自《停止喝過多的水》

● 多吃蔬果有益健康嗎？

很多專家和電視廣告每天都在告訴大家「天天五蔬果」才能保有健康，而很多癌症的病患也常常被教導要吃「生機飲食」才可以減少癌症的復發，其實這全都是似是而非的觀念。

中醫講求「中庸醫道」，告誡我們凡事勿過猶不及。

由水分過多的體內濕與寒所引起的疾病包含：

糖尿病、高血脂症、高血壓、肝炎、黃疸、膽結石
心悸、喘不過氣、脈搏過快、心律不整、變異型心絞痛
胃下垂、胃灼熱、肥胖（虛胖）、疼痛毛病（風濕等）
暈眩、耳鳴（梅尼爾氏症候群）
自律神經失調、更年期障礙、不明原因不適症
近視、青光眼、淚囊炎、結膜炎、浮腫（小腹凸出、雙下巴）、水腫
腎炎、腎病症候群、腎盂炎、膀胱炎、頻尿、乏尿

神經質、失眠、神經衰弱、憂鬱症、癲癇（突然失去知覺）過敏、異位性皮膚炎、帶狀皰疹、宿醉香港腳、癌症、膠原病。

——摘自《停止喝過多的水》

五臟六腑就像你家裡的房間，透過動脈、靜脈、淋巴、組織液形成一個回流系統。西醫經常用喝一千毫升的水來看排尿情形，藉此判斷患者的腎臟功能。你用什麼方式來了解五臟六腑的功能，每個身體訊息是在反映什麼呢？這是養生者必須要面對自己的身體而有所了解的。

比如我經常流鼻涕、頭皮屑多又有香港腳，後來從飯水分離才知道是體內太濕與腎陽不足。流鼻涕反映肺與大腸、頭皮屑是內臟太濕，香港腳也是，讀了中醫養生才知道是上亢下虛的體質、下循環不好，這些健康資訊與身體相呼應，都是飯分修煉者必須要了解及學習的課題。

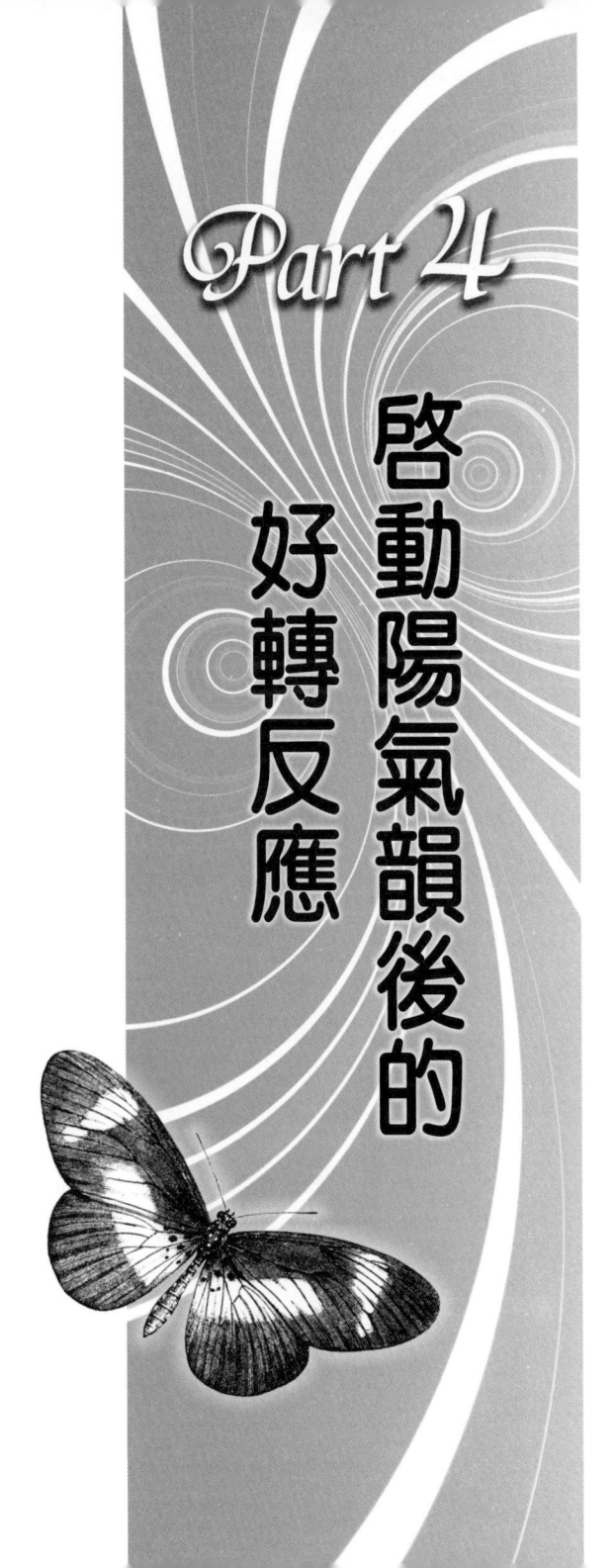

Part 4

啓動陽氣韻後的好轉反應

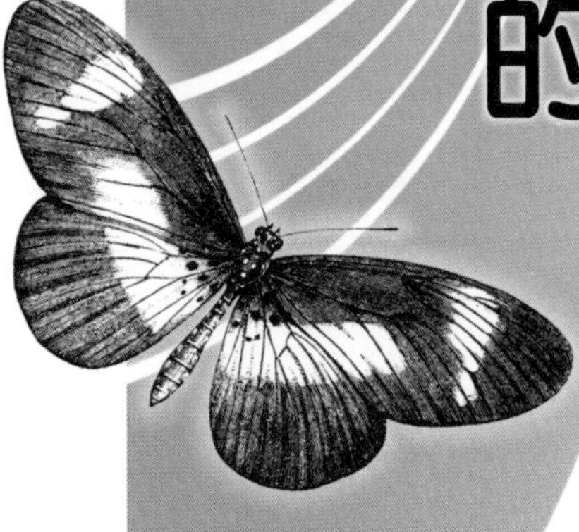

1 了解體內訊息，從《黃帝內經》中熟悉十二經絡不同的情緒表達

《黃帝內經》把臟器經絡的特性說明得很清楚。十二經絡各主一情緒，負面情緒的產生，與經絡中能量堵塞息息相關。如果經絡疏通，負面情緒就會自然地消失。

檢視自己是什麼類型的情緒，就能了解自己對應的經絡情況，藉此便能透過行血疏通經絡的實操方法，來活絡細胞。

奇經八脈、十二內經與穴位、體內循環是否暢通都與這通道有關。痛則不通、不通則痛，有諸內必有諸外，都會顯現生命的健康與活力，連同價值觀也深受健康的影響。

●十二經絡所主負面情緒

每個臟器都主一種自然的正向能量，如果外界環境打破了身心平衡，就會產生相對應的負面情緒。負面情緒過多，就會堵塞臟器的經絡。

通過疏通這些堵塞的經絡，就可以消除由於不良情緒對人體產生的垃圾，進而改善或消除不良情緒。

(1) 足少陽膽經：主焦慮

膽的正向能量主中正、決斷；負面情緒主焦慮。

膽的功能強健，則決斷力強，中正無私。

若膽經淤堵，就會出現焦慮不安，優柔寡斷，左右搖擺。

反應出來的症狀：

口苦、嘆氣、脅肋疼痛，甚至無法翻轉、皮膚無光澤。

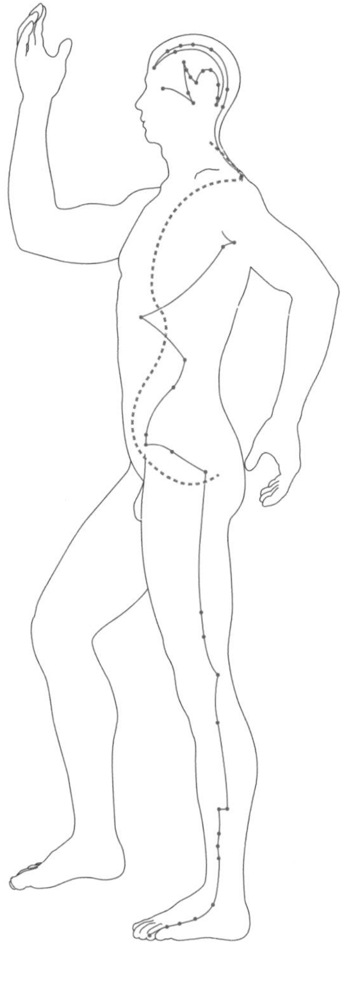

圖一：足少陽膽經

(2) 足厥陰肝經：主憤怒、指責

肝的正向能量主計謀、謀慮；負面情緒主憤怒、指責。

肝經淤堵的人，容易憤怒，好攻擊指責。

疏通肝經，可以降肝火、平和情緒。

反應出來的症狀：

胸部脹滿、噁心嘔逆、瀉洩、消化不完整、陰部疝氣、遺尿、小便點滴不出、面部灰濛無光澤、腹部腫脹、咽喉乾澀。

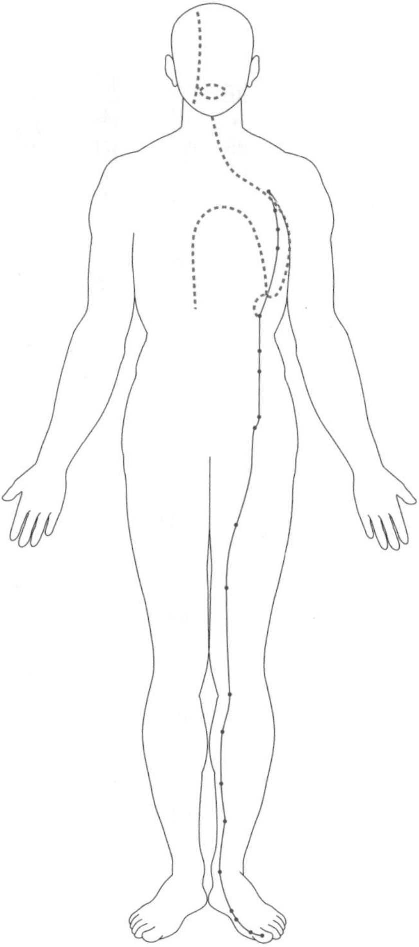

圖二：足厥陰肝經

(3) 手太陰肺經：主悲傷

肺的正向能量是主一身之氣；負面情緒主悲傷。

肺經淤堵的人，容易悲傷。

疏通此經絡，可以減低悲傷情緒，找回正向能量。

反應出來的症狀：

肺部脹滿、氣喘、咳嗽、心中煩悶、胸中脹滿、上臂內側冷痛、呼吸急促、惡風寒。

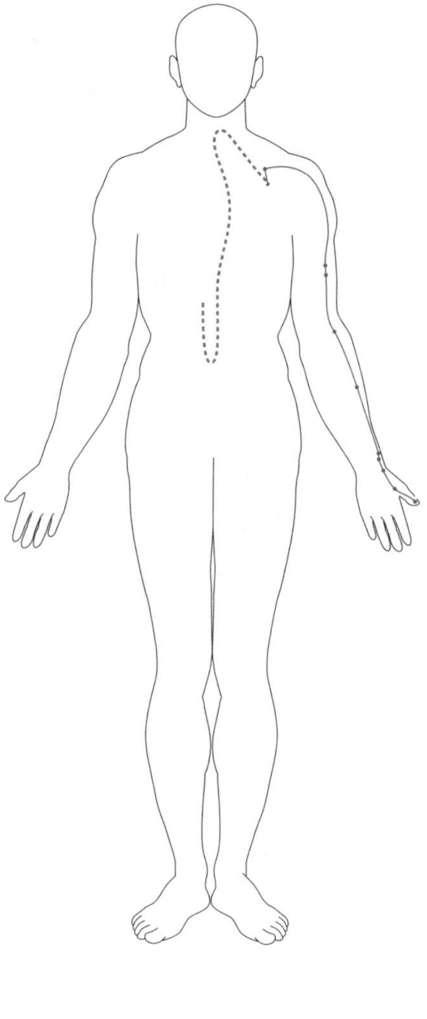

圖三：手太陰肺經

(4) 手陽明大腸經：主懊悔、煩惱

大腸經的正向能量主傳導、排毒、存汙；負面情緒主懊悔、煩惱。大腸不通的人，容易煩惱及升起無名火；大腸瀉下的人，容易對過去的事情懊悔不已。

疏通大腸經、改善大腸功能，可以消除這類負面情緒。

反應出來的症狀：

頸部腫脹、齒部疼痛、「津液」相關疾病：眼睛發黃、口乾、流鼻血或鼻涕、喉嚨腫痛、食指疼痛、無法伸展。

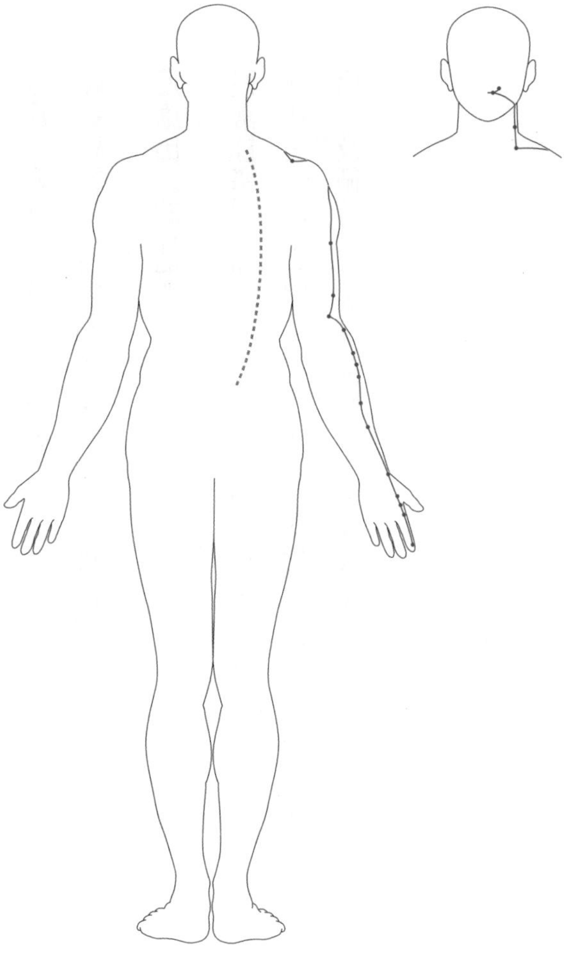

圖四：手陽明大腸經

(5) 足陽明胃經：主急躁

胃的正向能量主接納、豁達；負面情緒主急躁。

胃經淤堵的人，做事容易著急，語言、行為均容易急躁，容易面部痤瘡、粉刺，或身體容易出現癰膿。

疏通胃經，可以緩和急躁的情緒，排出體內的毒素。

反應出來的症狀：

經常打寒顫、呻吟、哈欠、額頭發黑、心神不寧、涵蓋「血」相關症狀：發狂、瘧疾、體汗自出、流鼻血鼻涕、口角歪斜、頸部腫大、膝關節疼痛，及循行所通過的前胸、乳部、氣窒、扶凸等所產生的疼痛。

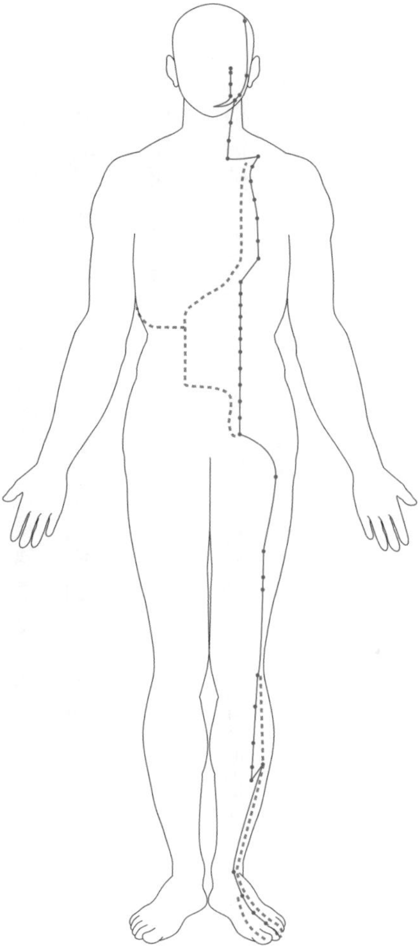

圖五：足陽明胃經

(6) 足太陰脾經：主抱怨、委屈

脾的正向能量主思考、思維；負面情緒主抱怨、委屈。

五行當中，脾主土，屬於大地坤土之性，能承載一切的好與壞。

若脾的功能正常，可以接納一切寒熱溫良、酸苦甘辛。

若脾的經絡淤堵，就會對它的無私接納產生抱怨、委屈。

反應出來的症狀：

舌根僵硬、吃東西時有嘔吐感、胃痛噯氣、大便溏泄、二便不通、無法躺臥、大腿內側厥冷腫大、足大趾伸展不利。

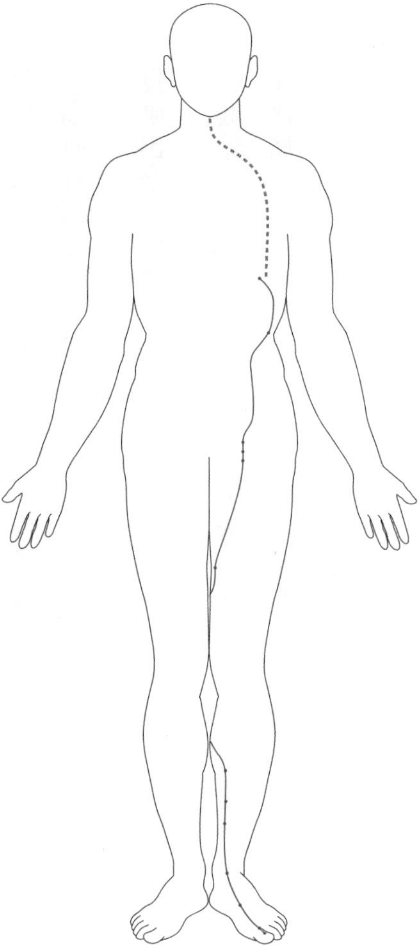

圖六：足太陰脾經

(7) 手少陰心經：主怨恨、仇恨

心的正向能量主歡喜、喜歡；負面情緒主怨恨、仇恨。怨恨比抱怨更強烈，恨是由內心的最深處升起來的。生恨日久，耗傷心氣、心血，而導致心經淤堵。心腦血管問題及爆死，多來源於心經淤堵。

反應出來的症狀：

咽喉乾、心臟疼痛、前臂氣血阻滯造成痠痛、麻木厥冷、眼睛發黃、胸脅部疼痛、上臂及前臂內側冷痛、手掌心發熱疼痛。

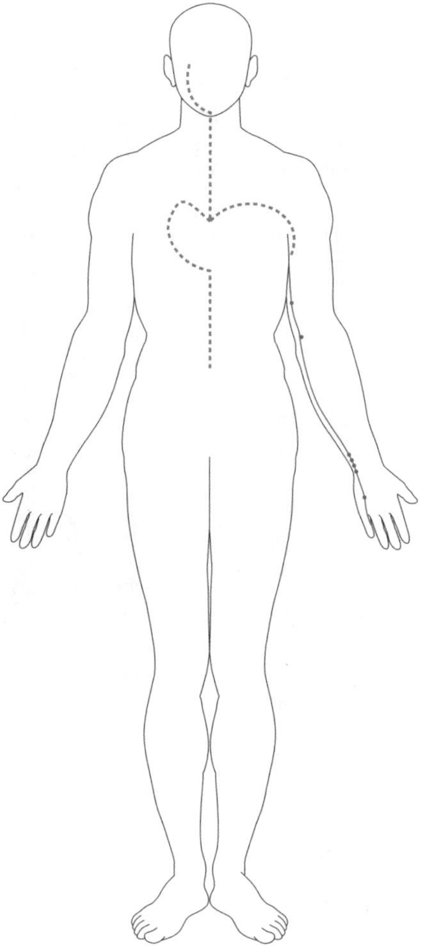

圖七：手少陰心經

(8) 手太陽小腸經：主哀滑

小腸的正向能量主悲憫、憐憫；負面情緒主哀滑。憐憫之心人皆有之，若憐憫過度即成哀滑，哀滑過度即成哀傷。容易出現消化道潰瘍的人多數憐憫心過重。哀滑過度容易產生潰瘍，及造成堵塞小腸經。疏通小腸經，糾正偏頗，可以平和的對待一切哀傷之事。

反應出來的症狀：

咽痛、下頷部腫大、頸部左右轉動不順、肩部疼痛。與「液」相關的疾病：耳聾、眼睛黃、面頰腫。

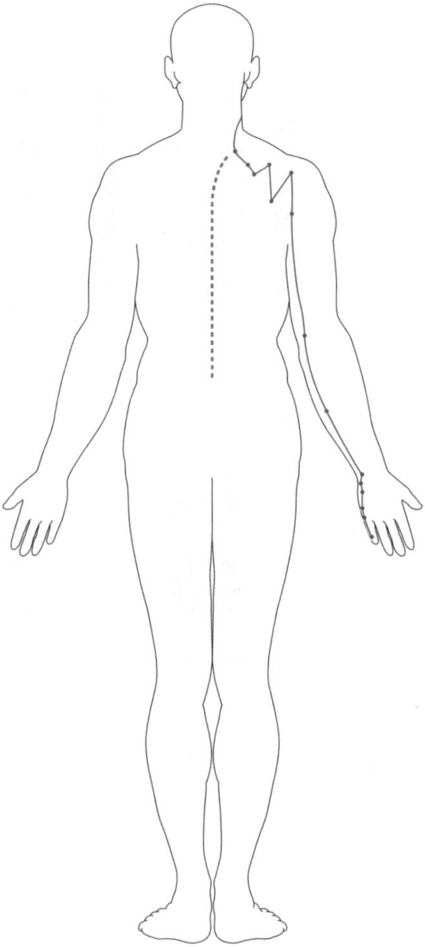

圖八：手太陽小腸經

(9) 足太陽膀胱經：主不安

膀胱的正向能量主積極、向上；負面情緒主不安。

膀胱是體內的下水道，腎陽不足就無法彰顯正念正信、容易不安恐懼，嚴重者猜忌心強、容易自我設限、與他人無法親近。

反應出來的症狀：

與「筋」關聯的症狀都是從膀胱經反映出來：痔瘡、瘧疾、狂症、顛疾、頸部僵硬、眼睛黃、流淚；背部、腰部、膕部、小腿背側、腳部等出現的疼痛，以及小腳趾活動不靈活。

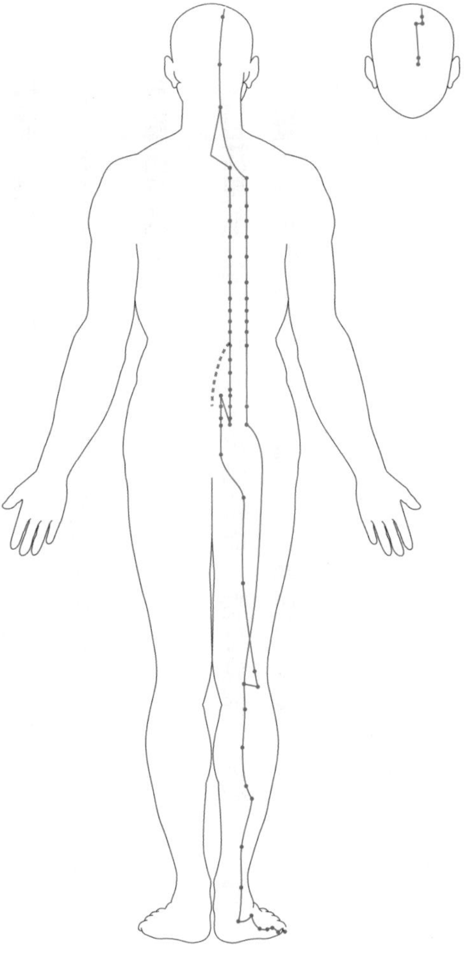

圖九：足太陽膀胱經

⑽ 足少陰腎經：主恐懼

腎的正向能量主智慧；負面情緒主恐懼。

腎精充沛，智慧、勇敢。若腎精虧損、腎經淤堵，就不易長智慧，遇事易恐懼、恐慌、害怕、驚恐。

孩子經常看恐怖電影，玩血腥的電子遊戲，均容易損耗腎精。

反應出來的症狀：

面目漆黑無光澤、咳嗽、痰中帶血、喘息急促、恍神、恐懼心悸、容易有幻覺，嚴重的話會出現嗜躺、足底熱痛等現象。

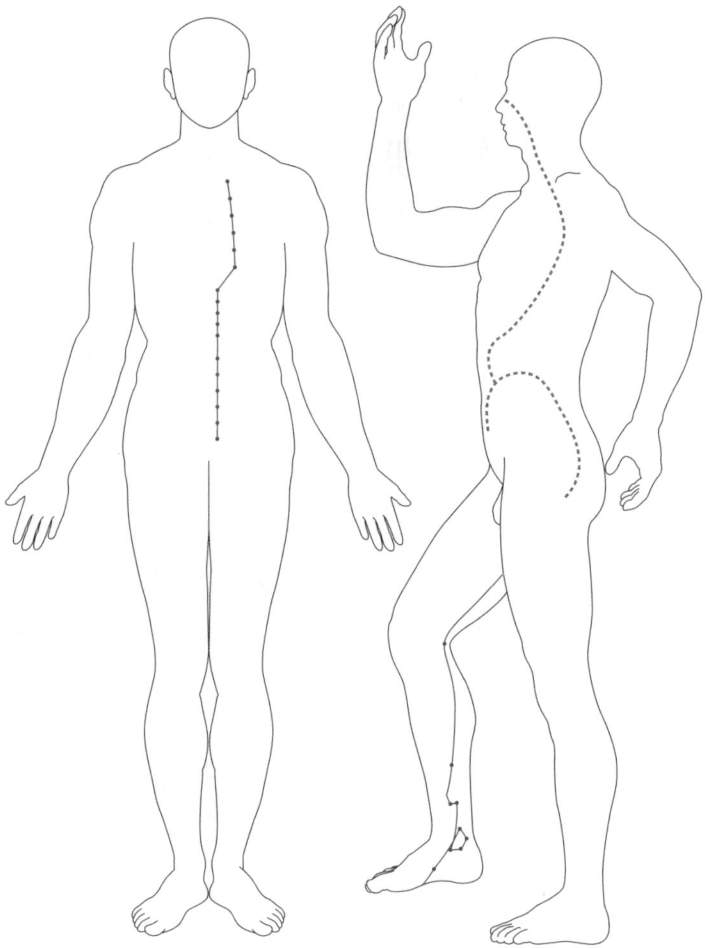

圖十：足少陰腎經

⑾ 手厥陰心包經：主壓抑

心包的正向能量主歡樂、愉快；負面情緒主壓抑。心包經為臣使之官，喜樂出焉，是幫助君主（心）傳達快樂心情的，若心包經堵塞，快樂的信號就無法傳達出來。

有些人沒有快樂細胞，或別人一說笑，他就煩，或自己內心高興卻不能從面部表達出來，都有可能是心包經淤堵。

因此經常疏通心包經可以有效排解壓抑，提高快樂指數。

反應出來的症狀：

手心發熱、手臂棘手肘痙攣、腋下腫、胸脅滿悶、惶惶不安、臉紅、笑而不止。

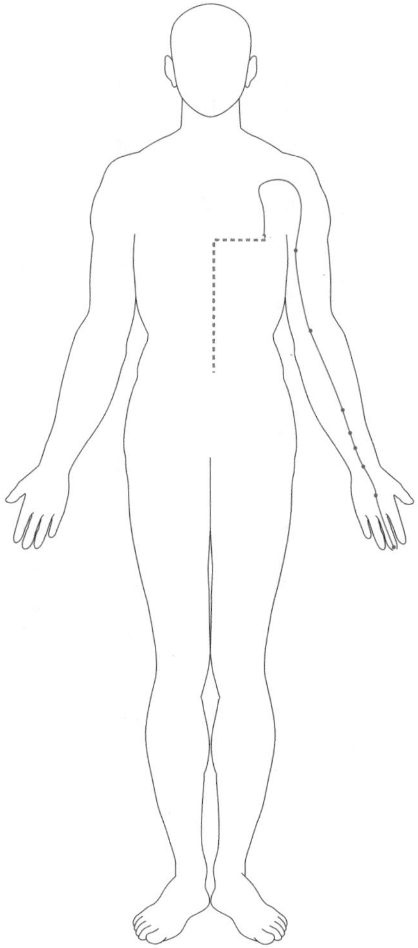

圖十一：手厥陰心包經

⑿ 手少陽三焦經：主緊張

三焦的正向能量主輕鬆、心樂；負面情緒主緊張。

若三焦功能不夠協調就容易產生緊張的情緒。

學生考試前的緊張、員工面試前的緊張等都有可能是三焦功能不協調所致。

通過疏通三焦經，協調三焦的功能，可以有效緩解緊張情緒。

反應出來的症狀：

耳聾、耳鳴、咽腫、喉嚨痛。以及屬於「氣」的相關病症：自汗、眼痛眼紅、臉頰痛、無名指疼痛。

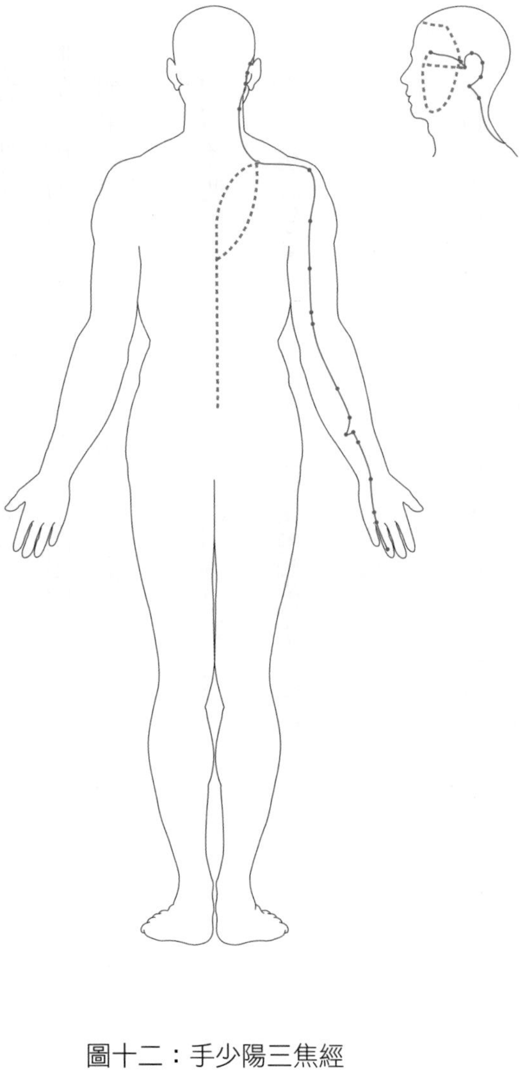

圖十二：手少陽三焦經

● 疏通經絡的四個重要穴位

人體百分之八十的疾病都因為濕寒、氣血停滯，使內臟機能無法運作，而產生負面情緒，它以一種負能量的形式，變成有形之物，堵塞我們的經絡，稱為脾氣。如何運用飯水分離調節是一門學問。

如果疏通了經絡，堵塞的能量就會重新流動，此時負面情緒就會自然的消失。

如何疏通經絡呢？在經絡上有四個重要的穴位可以隨時調理，如下所述：

(1) 心包經是身體的外環道，可從內關穴開始釋放

心包經是沿著人體手臂前緣的正中線走的一條經脈，起於胸中，出屬心包絡，下膈，一直走到中指。左右手臂各有一條。

可以沿著心包經的穴位逐個揉按，每個穴位以按痛為標準。凡是按到痛的穴點就要多按幾下，最好按到感覺不痛，按壓的力道不需要太重，按壓時可多停留幾秒鐘。平均每個穴位按摩二～三分鐘。

如果覺得找穴位太麻煩，也可以直接拍打心包經，即沿著經絡一點一點地拍打過去。拍打心包經，對疏通氣機非常有作用。

(2) 鬱結的原始處就在膻中穴，可由心經之極泉穴解悶

兩乳之間的膻中穴有安心神、開胸除悶等作用。按摩時用大拇指指腹稍用力揉壓穴位，每次揉壓約五秒，然後休息三秒。生氣時可以往下順推一百下左右，可以達到理氣的作用。

(3) 壓力源最容易聚氣在風池穴，從翳風穴可緩解緊張

風池穴位於後頸部，在胸鎖乳突肌與斜方肌上端之間的凹陷中。叩壓這個穴位能起明目醒腦的作用。只要感覺疲勞、緊張或者焦慮時可隨時輕叩。力道以感到稍有痛感就行。

(4) 下焦能量中心在關元穴，反映於合谷穴，可經常按壓，以調和陰陽，

達改善頭痛失眠之功

用拇指第一個關節橫紋正對另一手的虎口邊，拇指屈曲按下，指尖所指處就是合谷穴。

合谷穴屬於手陽明大腸經的穴位，按摩此穴對於神經性頭痛、失眠和神經衰弱有一定的治療作用。

(5) 草本浴鹽泡腳可以緩解焦慮

足底集結著五大臟腑的經絡，用草本浴鹽泡腳可以溫通氣血，解鬱疏肝。焦慮抑鬱往往是肝氣不疏、氣滯血凝所致，而腳底經絡集結，草本浴鹽具有溫通活血的作用，可以使氣血暢通，經絡通暢，從而達到疏肝理氣、活血解淤的功效。

每次可用溫水泡二十分鐘，再進行足底按摩，特別是多按摩太衝穴。

2 了解體質與體內環境

從了解體質打破「飲」與「食」迷思。（請參閱八正文化出版的《人體內的太陽》）

按照中醫體質學概念，人的體質分為九種——平和質、氣虛質、血虛質、陽虛質、痰濕質、濕熱質、氣鬱質、瘀血質、特稟質。其中陽虛質、氣虛質、血虛質等三種體質的人最怕冷。

陽虛、氣虛、血虛，儘管都有怕冷症狀，但調理的共同法則都是吃蒸飯、烤餅，以開發唾液腺來增加吸收力。虛寒體質者，都必須從飯水分離陰陽飲食法中修煉，而不是依賴營養品，因為營養品反而會墮化體內機能與活力。

● 認識陽虛質？

陽虛體質者會有以下幾個現象——畏寒肢冷、面白浮腫、小便清長、大便溏薄。說到陽虛，很多人似懂非懂，還有很多人會想到腎虛什麼的，其實腎虛和陽虛並非同一層次的概念，那麼我們應該怎樣理解陽虛呢？

陽虛是一個整體的概念，包括腎陽虛、脾陽虛、心陽虛等等，通俗一點來講，就是人的生命之火不夠旺盛。實際上，這就是典型的人體火力不足。

由於人體之陽氣發源於腎中之陽，因此，陽虛之根本，就是腎陽虧虛而導致的全身陽虛。

● 怕冷是陽虛最典型的表現

陽虛最典型的症狀就是怕冷。在冬天我們看不出某個人是否怕冷，因為冬天大家個個都穿得比較厚；在夏天最容易看出某個人是否怕冷，因為大家夏天穿得都比較單薄，目的是為了涼爽，但總會看到穿著比較厚實，甚至於包裹多件厚衣的人。

● 身體疼痛多與陽虛有關

陽虛之人常常伴有疼痛。為什麼陽虛之人常伴有疼痛呢？《黃帝內經·舉痛論》中載有，造成人體疼痛的原因有十四種，其中有十三種是因寒邪而引起，這表明在古代醫者已經充分認識到，寒冷是誘發人體疼痛的主要原因之一。因為陽虛之人身體溫度常常較低，同時由於陽虛之體無力抵禦外來的寒氣，特別是夏天過度使用空調，或是冬天保暖不夠，寒氣侵襲身體，就容易累積寒邪而致病。

陽虛則寒邪易侵，而寒邪具有陰冷、凝結、阻滯的特點，可使人體的筋脈縮緊，血液不能正常流通，整個人都會往裡縮，就像是冬天我們從溫暖的室內突然到冰天雪地的室外，就會感覺到整個人都在縮，連伸手都感到困難一樣。中醫認為「不通則痛」，因此，凡是陽虛而易感受寒邪者，疼痛往往會伴隨而來。

• 陽虛者必濕重

陽虛之人往往與水腫、痰飲等病症相伴。若是在暑濕的夏季，空氣中的濕氣過多，我們還會感到呼吸都困難，這些都是水濕過多造成的。一旦雨過天晴，陰雲散去，水濕隨著太陽光的照射而蒸發到空中，一切都會隨著陽光的出現而消散。同樣的道理，如果體內的太陽不能正常發熱，體內的水濕無法正常運行到身體各處參與機體新陳代謝，特別是哪裡陽氣不足，水濕也就容易在哪裡顯現。

所謂「陽氣不到之處，便是水濕積聚之所」，其意為人體內有一個地方如果陽氣運行不到，那個地方就會有水或濕氣聚集。就像雨過天青後，凡太陽照射不到的地方，水濕就散發緩慢一樣，甚至在背陰的地方會長出綠苔。因此，凡是陽虛體質的人，往往會伴隨出現面腫、腳腫，甚至出現全身性浮腫。因此，我們會發現一些患有肺部疾病的老年人，喉中經常伴有痰聲，或是喉中如同蛙叫一樣的哮喘聲，這種情況叫做「痰飲」，其原因就是水濕不能化開而聚集肺部引起的，這種老年病人都有一個共同的特點——怕冷，即陽虛。

● 陽虛寒濕重

當身體有以下症狀或特徵出現，即代表體內因陽虛而寒濕過重。

1. 面色發白、發青、發暗、發黑，代表體內可能有寒。顏色越是發暗，就代表寒濕越重。
2. 舌苔發白，代表體內有寒濕。
3. 反覆的口腔潰瘍，代表體內有寒。
4. 口臭時舌苔發白，代表體內有寒。
5. 咳嗽時痰是稀白的，代表體內有寒。
6. 流清鼻涕，代表體內有寒。
7. 流出的汗是涼的，代表體內有寒。
8. 愛打噴嚏，特別是早上起來，遇風噴嚏不斷，代表體內有寒。
9. 感冒發熱時渾身感覺冷，代表體內有寒。
10. 經常腹痛、腹瀉，代表體內有寒。
11. 臉上長痘和斑，代表體內有寒。

12. 長濕疹、牛皮癬、白斑，代表體內有寒。
13. 手腳長年冰冷，代表體內有寒。
14. 腳踝浮腫，代表腎陽氣虧虛。
15. 四肢關節疼痛、頸肩酸痛、五十肩、腰酸背痛等症狀，代表體內有寒濕。疼痛的部位越多、時間越長，代表體內的寒濕越重。

● 陽虛者多血瘀

陽虛之人往往伴有血瘀。陽虛之人容易感受寒邪，寒則收凝，將阻滯血液的流動。如果血液不能在血管順暢流動，就會停滯不前；血液停滯不前，就會像汽車塞在公路上一樣，不能前進，這時候人便會生病。我們冬天在外面感到很冷的時候，就會出現口唇青紫，甚至手腳都因為凍傷而青紫，這就是寒邪導致陽虛而氣不能運行，血管內血液瘀滯所形成。

人體的血液總量大約是體重的百分之七至八，比如體重為五十公斤的話，血液總量約為三千五百至四千毫升。這麼多的血液是不會自行運動的，必須有陽氣的鼓動，也就是心陽的推動才能向前運行。如果陽氣不足，心陽鼓動的力量比較弱，血液在血管內就會流動緩慢，遇到血管比較細的地方，就容易阻塞。中醫稱這種現象叫做瘀血證，即血液瘀滯，血液瘀滯在什麼地方，什麼地方就會得病。如不少的女性，月經來時肚子痛，甚至月經伴有瘀血塊出現，這種情況就是因為陽虛而長期血瘀所導致的。有一些老年人，為什麼會出現冠心病、腦血栓呢？就是因為老年人陽氣虧虛，血脈不暢，瘀血阻塞了心臟或是大腦的小血管，從而出現冠心病或腦血管病變。

為什麼陽氣虧損會出現血行瘀滯呢？這是因為，當身體陽氣不足的時候，身體內就像是出現了陰天，體溫會降低，陰天時間越長，體溫就會降得越低，帶來的直接後果就是血液凝滯，運行速度變慢。陽虛還常伴寒濕而來，特別是當溫度下降以後，水不易蒸發，濕氣就大，反過來又加重了血液的凝滯，使血液的運行速度更加緩慢，這樣，各臟器的供血就會減少，臟器的功能就會下降。再加上身體內長期烏雲密布，很容易造成細菌的繁殖，使體內「發霉」、潰爛，引發各個器官的慢性炎症。如果腎氣得不到及時的補充，體內始終得不到陽光，各種臟器缺血、慢性炎症就會久治不癒，最後從量變到質變，血管被嚴重阻塞，各臟器功能衰退，慢性炎症可能會發展成腫瘤。解決這一切的根本方法，就是盼望著人體內重新升起太陽，讓身體在充足的腎陽照耀下溫度上升，濕氣蒸發，這樣血液流動自然就順暢，臟器的供血得以恢復，氣血暢通無阻，人才會健康。

● 陽虛五大症狀

中醫認為，陽虛是指人體內的陽氣不足，其具五大症狀：

⑴ 畏寒肢冷，四肢不溫

陽氣猶如自然界的太陽，陽氣不足，則會處於一種寒冷狀態。

⑵ 完穀不化

所指是大便中夾雜未消化的食物。古人對此現象的產生有一具體的比喻，食物的消化就好比把生米煮成熟飯，胃就好比是煮飯的鍋子，而陽氣就好比煮飯用的火，沒有「火」（腎陽之火），米就無法煮成「飯」。所以當陽氣不足時，入胃中的食物也就無法好好消化而直接從腸道排出，這些未完全消化的食物，中醫稱為「完穀不化」。

(3) 精神不振

陽氣不足時，細胞的生命活動力就會衰退，而呈現出萎靡不振、氣短懶言、無精打采的狀態。

(4) 舌淡而胖，或有齒痕

體內水分的消耗與代謝，取決於陽氣的蒸騰與氣化作用。如果陽氣不足而衰微，對水液蒸騰消耗不足，則多餘的水分蓄積於體內，將導致舌體胖大，胖大的舌體受牙齒擠壓會出現齒痕。

(5) 脈象沉細

陽氣不足，不能鼓動血管內的血液正常流動，所以脈象沉細無力。這就像給腳踏車輪胎打氣一樣，如果沒有足夠的壓力，自行車輪胎就無法膨脹起來。

●五臟陽虛的不同表現

雖然陽虛之根本在腎中陽氣不足，但由於人體五臟之機能活動均根植於腎之陽氣，所以當陽虛時也會使五臟均表現出各自不同的陽虛病症。陽虛最大的共同表現就是氣虛，即氣弱、脈弱、怕冷、身體發涼，有了這些症狀，就表明人體已經出現陽虛，而陽虛在五臟之表現各有不同。

(1) 脾陽虛

呈現為食少腹脹，肚子發冷，拉肚子。嬰兒可以不穿衣服，但是肚兜得帶上，這是因為要保護脾胃不受寒。否則，將來長大了，就可能會脾陽虛。

(2) 心陽虛

呈現為胸部、心臟部位發涼，且稍微勞累一點就心慌、氣短。

(3) 肝陽虛

呈現為萎靡不振，沒有生機。因為肝主升發條達，肝氣是向上生發的。

(4) 肺陽虛

呈現為氣喘、咳嗽，特別是頑固性咳嗽、哮喘久治不癒者。

(5) 腎陽虛

呈現為沒有精神，面色發暗，腰以下發涼，小便多，夜尿尤其多。

● 陽虛自測表

這個表格是王琦教授研製出來的，如何判斷自身是否存在陽虛呢？只要在下面這個表格內，選擇五個項目中的一個，然後計算出最後得分，凡累積分數大於等於十八分以上者，均可判斷為陽虛體質，或是陽虛傾向，得分越高，陽氣虧虛程度就越高。

請你根據近一年的體驗和感覺，回答以下問題	沒有（根本不）	很少（有一點）	有時（有些）	經常（相當）	總是（非常）
您手腳發涼嗎？	1	2	3	4	5
您胃脘部、背部或腰膝部怕冷嗎？	1	2	3	4	5
您感到怕冷，衣服比別人穿得多嗎？	1	2	3	4	5
您比一般人耐受不了寒冷（冬天的寒冷，夏天的冷空調、電扇等）嗎？	1	2	3	4	5
您比別人容易患感冒嗎？	1	2	3	4	5
您吃（喝）涼的東西會感到不舒服或者怕吃（喝）涼東西嗎？	1	2	3	4	5
您受涼或吃（喝）涼的東西後，容易腹瀉（拉肚子）嗎？	1	2	3	4	5
判斷結果：□是　□傾向是　□否					

※陽虛的人身體裡的動能（熱能）不足。

• 腸胃蠕動功能差

陽虛體質之人最適合修煉飯水分離，甚至初期可以少喝水或不渴不喝，盡量配合吃烤餅、蒸飯、離固食等替代食物，來淨化腸道、減輕胃的負擔。

⑴ 陰虛質：潤肺滋陰

通常陰虛體質是由於精、血、津等虧耗、陰虛不能制陽導致陽熱相對處於偏亢狀態、使人的適應力減弱、容易潮紅、煩熱、口乾咽燥、盜汗遺精、心煩眠少、陰虛內熱。

這類的人在飯水分離初期，可以多吃些滋陰潤肺退火的食物、再練習少吃一餐，以增加吸收。屬於陽亢體質的人不容易控制喝水習慣，因此要調整一陣子以改變體質，切記一定要早點睡。

⑵ 氣虛質：氣虛者多運動

通常呈現神疲倦怠、少氣懶言、胸悶氣短。

氣虛意味著身體能量比別人低、經常有氣無力、容易感冒、抵抗力差，這類的人相當適合飯水分離修煉，尤其需要在飲食中多吃些益氣健脾的食物，如：黑棗、桂圓等、少食耗氣的生冷蔬菜，也不適合大量運動，較適合以柔軟為主的散步、打太極拳等。而且可以經常按摩合谷穴、足三里。

(3) 血虛質：血虛者當補血

通常會面色萎黃、失眠健忘、心昏眼花、頭悸乏力。

血液虧虛無法滋潤臟腑百脈、形體器官無法滋養，這類體質是怎麼養都養不起來的。唯一的辦法就是修煉飯水分離後，與斷食交替修補與活化。血虛者可說是最辛苦的修煉者，但收穫也是最快最多的，鼓勵最好能夠參加「提陽智慧斷食」的修煉課程，比較能整體了解自己的體質。

3 了解體內環境改造之瞑眩反應，以度過惶惶不安期

如何運用飯水分離與提陽智慧斷食活化體內的細胞是一門很深的學問。唯有從修煉中自我了解，以印證提陽氣、養血氣、養陽氣，方是利水除溼之上策。

細胞活化的時間從飯水分離之離固食概念、羽田氏提陽概念飲食為最根本。

病癒的時間需多久？就像一吃止痛劑後，病痛馬上消失；降血壓劑一吃，血壓馬上降低；注射胰島素即可降低血糖，這表示病痊癒了嗎？絕對不是，這只是短暫性的抑制作用而已。

其實人體的疾病怎麼來就怎麼去，因此病癒的時間和疾病形成的時間，照道理說，應該是一樣的。假如這樣的話，欲使疾病痊癒也需十五年以上，欲使癌症痊癒則需二十年以上，那麼人生有幾個十五年、二十年呢？

皮膚的新陳代謝時間：需四至六個月
肌肉的新陳代謝時間：需二至三年
筋的新陳代謝時間：需三至五年
骨的新陳代謝時間：需七年以上

人體新陳代謝的時間表也就是人體自然而且不變的法則。這是新陳代謝的時間也就是病癒的時間，譬如皮膚新陳代謝的時間是四至六個月。那麼純屬皮膚的疾病，也需四至六個月，這是給人體細胞最佳的生存條件或最充分的養分，使細胞可正常的完成種種新陳代謝的癒合時間。其它有關肌肉、筋或骨骼的疾病也都是一樣的道理，肌肉方面的疾病，其痊癒時間需二至三年，筋痊癒的時間需三至五年，人體的五臟六腑屬於筋和肌肉的組合，因此痊癒時間需二至五年，但仍須於最佳的條件下才可達成。骨骼方面的疾病欲求痊癒則需七年以上，而且必須在許多優越條件的配合下才能達成。

(1) 什麼情況下容易感受到瞑眩反應

1. 過敏性體質。
2. 體內化學物質累積過多（如藥品、食物中農藥、人工添加劑、飼料中的荷爾蒙、抗生素）。
3. 五臟機制有異常跡象（血糖高、血壓高、尿酸高、血脂高）。
4. 免疫力增強與疾病或病變細胞對抗時。
5. 以前發生的內傷、運動傷害、車禍傷害。

一般反應出現的順序：

由上而下（由頭到腳）、由裡到外（內臟到皮膚）、由後到前（由背到前腹），消失則依相反方向。瞑眩反應是暫時性的，不是每一個人都會發生也不是只發生一次。

(2) 症狀及緩解方法

1. 由於清除廢棄物引起的症狀像是腹瀉、皮疹、流鼻涕等等，或是身體已經存在的疾病症狀；總之這些擾亂的症狀輕重不一，如坐立不安、倦怠、疼痛、噁心、皮疹；不尋常的作夢、短暫的混亂、無食慾、極度口渴。

2. 好轉反應發生時要趕快把毒素沖洗掉，因此斷食是最佳方式，不需飲用大量液體包括水、果汁、本草茶來排毒，因為這樣反而讓脾胃受損、元氣下降，如果覺得很疲倦或愛睏，應該要休息，如此你的能量才能使好轉反應不適現象快速通過。

3. 飯水分離或斷食會被認為是另類療法，在這調整過程當中，人們常常懷疑可能純粹是一種疾病或現象，而誤認是好轉反應；是的，永遠要記住有可能，那甚麼時候該敲警鐘呢？正常時，好轉反應不會超過三天，當然也有例外可達數星期，超過了就該思考是否有別的原因，這就要請教專業明師指點。

4. 為減輕好轉反應的現象必須增加吸收與提升熱循環，有些人會洗多次熱水澡，洗淨後馬上用浴巾擦乾；有人會多喝水來幫助腎臟、皮膚、肝臟、大腸、脾臟排除廢棄物。飯水分離下運用時機是絕對不允許空腹喝，所以如何運用這概念必須考量元陽氣多寡而非一味的多喝水或檸檬水，而損害胃部黏膜環境。

5. 好的排便現象會讓好轉反應立即得到舒解，飯水分離修煉者不必用灌腸或咖啡灌腸，只要善用清晨五～七點間做大腸經路線的淨化操就可。

6. 斷食中淨化的時機點非常微妙，這也就是提陽智慧斷食以改善體質為基礎，並非為了斷食而斷食的原因。

如何運用養生法來洞悉疾病之源發點，從修煉中了解短暫好轉反應現象，以下所述提供大家參考。

1. 高血壓者：提陽之飯水分離飲食修煉者熱循環好，其血液是鮮紅乾淨的，因此血壓在 140-160 之間都是正常使用身體下的血壓，屬於消化不良引起的高血壓都可改善，屬於神經傳導不良的高血壓多做一些鬆經整脊整骨操，屬於腦內異常使用的高血壓還是要從改善脾胃吸收開始。

2. 膽固醇／三酸甘油脂過高者：初期的飯水分離修煉過程會有頭微暈，頸部酸緊，全身酸痛，顯示正溶解、改善血栓，清除血脂肪，也是身體濕氣阻礙血液循環，請多做一些掌心雷擊掌操。

3. 腦力：透過提陽智慧斷食3日以及7日修煉，竅門打開後記憶力增強。

4. 頭痛——偏頭痛者：初期愛睏。打通氣血，頭會更痛，有時口腔會破，數週後恢復正常。

5. 眼疾病患：流眼淚、視力模糊、眼中帶血絲、眼澀、流眼屎。

6. 視力模糊：明顯改變。

7. 鼻竇炎者：有時會增加排出鼻涕量，且呈現濃稠狀或帶血絲，這正是在打通鼻腔微血管。

8. 過敏性鼻炎：打噴嚏、鼻塞更頻繁、加重。

9. 顏面神經麻痺者：初期會更麻、眼睛更乾澀，一段時間後改善好轉。

10. 青春痘：初期會稍為增加，但很快就會消失。

11. 黑斑、老人斑：初期患部更嚴重，隨後逐漸好轉，膚質變佳。

12. 甲狀腺失常者：會有心悸、手腳無力、睡眠不正常等現象。

13. 循環不好者：頭會暈、全身酸痛不舒服，尤其小腿酸痛，痳到走路不便。

14. 心臟不健康：臉發白、出冷汗、心跳加速、胸悶、喉部疼痛、心絞痛、肩背疼痛、昏眩、血壓降低、發燒。

15. 呼吸道、肺功能不佳者：咳嗽且痰增加，微帶乳黃色、呼吸急促、喉嚨乾痛、胸悶。

16. 肺鈣化——塵肺症者：初期肺部會積水、咳嗽、吐痰如粉粿，約三個月後逐漸正常。

17. 慢性支氣管炎：口乾、頭暈、痰較不易咳出，短期內聲音沙啞，甚至失聲。

18. 氣喘：使用初期會再發作一至二次，會更喘或咳嗽、咳出大量濃痰。

19. 肝不好者：會吐氣或嘔吐、口乾舌躁，甚至口腔潰瘍、昏睡、失眠、腹痛、長青春痘、皮癢或出疹（過敏）現象，代表免疫系統增強，正在清血。

20. 肝腎虧虛著：初期眼睛會酸、乾、澀、視力模糊、流眼淚，腰會酸痛，約二至三個月逐漸平穩。

21. 洗腎者：初期皮膚及臉部會變黑、全身搔癢，這是排毒現象，半年之內會起起浮浮，之後逐漸恢復正常。

22. 腎功能不佳：腎臟部位會有疼痛感、排尿量增加、尿液顏色改變、皮膚癢。腰部疼痛、水腫、疲勞、嘔吐、腹瀉、血壓增高、精神不振，數週後恢復正常。

23. 腎（膀胱）結石、膀胱腫瘤：尿血。

24. 胃不好者：胸中會有灼熱感、食慾較差，有時胃痛加劇。

25. 胃潰瘍者：潰瘍的部份會疼痛，這正是在除舊更新絨毛組織。

26. 胃下垂者：胃部會有沉重感、脹滿感，這正是在活化絨毛組織。

27. 腸不好、宿便者：會產生腹瀉、排便黑臭、脹氣、腸胃絞痛。

28. 便祕、拉肚子者：初期因調整大腸內膜，便秘情況會加劇，拉肚子亦然，約一至二個月便會逐漸平穩。

29. 子宮內膜異位——子宮肌瘤——巧克力囊腫：腰脊酸痛、有時牙齦腫痛、口腔會破，一個月後，恢復正常。

30. 子宮下垂：初期下腹部腫脹、頻尿、排尿困難，約一至二個月後正常。

31. 子宮弱者：初期月經量增加、經痛或有血塊排出。

32. 婦女病：(1)下部搔癢、分泌物增加；(2)調整經期中，有些人會有大量出血反應；(3)有些體質不佳者會有亂經現象。

33. 攝護腺症狀：初期排尿困難、不舒服，後逐漸消失。

34. 性功能：男性性功能減弱，而後明顯改善。

35. 痔瘡患者：患部會腫痛，短暫性出血，一個月後逐漸好轉。

36. 坐骨神經痛：僵直性脊椎炎者，初期因溶解血栓、行氣血、通經絡，會更酸更痛，持續二至三個月後逐漸好轉。

37. 脂肪瘤者：初期會有往外腫脹的現象，大約三至六個月會漸縮小，恢復正常。

38. 糖尿病患者：血糖值會升高，血壓上升、心悸、頭暈、頸部緊、手腳水腫。

38. 類風濕關節炎者：初期關節會酸痛、腰脊酸痛、頸部緊硬，三至六個月後逐漸正常。

39. 皮膚病患者：初期皮膚會更癢，因為在排毒，症狀會稍加重，約三至六個月後改善。

40. 淋巴腫瘤：初期由內部組織排出到表層，患部呈現紅腫疼痛，約三星期後即恢復正常。

41. 酸性體質者：酸痛、疲勞、嗜睡（在白天非常想睡）、口乾舌燥、頻尿、經常放屁。

42. 白血球過少者：覺得口乾、多夢、不舒服等。

43. 肌肉、神經疼痛者：短期疼痛加劇，隨即減緩。

44. 精神官能症者（腦神經衰弱者）：不但不能入睡反而出現亢奮現象，但次日精神更好。

45. 貧血患者、低血壓患者：頭痛、昏眩、失眠、肩膀酸痛、心跳加快、血壓突然升高。雖因體質而異，但會有輕微的流鼻血（以女性佔多數）。

46. 痛風：關節處更加腫脹、痛、熱，前二星期會較疼痛，會有全身性的無力感或酸痛，但經幾天後，即消失。小便混濁。

47. 尿酸過多者：全身酸痛，依症狀程度，出現不同的反應。

48. 自律神經失衡、雄性激素過高：青春痘

49. 過敏體質或化學藥品攝取過多者：出現蕁痲疹、腹瀉、腹痛、發燒、耳鳴、血壓變化、排泄物增加。

50. 風濕痛者：患部會有輕微酸痛，幾天後即消失。

51. 風濕、關節炎、神經痛：患部有輕微酸痛、腫脹、發熱、疲勞、身體僵硬。

52. 更年期障礙：初期會更加不適，後逐漸改善、停經後可能再度來經恢復青春。

53. 內、外傷（未復原之舊傷）：初期患部更加疼痛或於患部出現硬塊。

54. 氣血淤滯者：舊傷復發、缺氧體質、胸口鬱悶。

55. 腰酸、背痛：初期變嚴重，不久酸痛明顯減輕。

4 養足陽氣韻與儲存元陽

初修煉飯水分離常會有如下的提問：

1. 不喝水不會很口渴嗎？
2. 為什麼飯水分離修煉建議早上起床先不喝水？

完全推翻傳統養生中，早上起床要喝水的概念。

你一定會覺得很奇怪，或納悶，不喝水不會很口渴嗎？修煉中你會覺察到，真正的口渴原因，反而是那些食物添加物人工化學調味料造成的，與喉嚨細胞活化有關。咀嚼中口腔會自動調節，分泌多點口水，來淨化喉嚨細胞，所以自然不會覺得口乾、甚至自動辨識不純不潔的食物而自然迴避。

飯水分離陰陽飲食法是符合天地運行節奏的飲食方式。用意就是在白天

「養陽氣韻」，這也是在眾多養生法中與眾不同的地方。

因為人體最重要的就是體內陽氣（火），利用白天養陽氣除去體內過多的濕氣、痰、燥，做簡易的體內打掃。如果早晨喝水就等於用水淋在珍貴的陽氣（火）之上，體內的陽氣自然會被損耗。除了耗損陽氣，陽氣損耗過度，體內的水分就會滯留無法排出。水不被吸收也不被排出（因為陽氣損耗使身體虛弱），自然會積聚體內導致水腫、濕氣重等等。很多人都無法理解內部身體運作的法則在陽氣韻與元陽動力。

以下是臉書〈你！飯水分離了嗎？〉社團中的對話：

請問一天中水喝的很少真的沒有關係嗎？

我曾經89小時沒喝水，還每天尿三次。那時是雨天，皮膚會吸空氣中的水，連洗手都會吸水。

——羽田氏

人的呼吸、皮膚都可以攝入水分，我斷食斷水三天半，第三天還能正常小便，不感覺口渴。

您剛開始修習飯水分離，不用馬上斷水斷食，可以每天三餐，餐後兩小時喝水，等慢慢適應了，再整個白天不喝水只晚上喝水，等慢慢適應了，可以試著晚上也不喝水，只從食物中和洗漱時從皮膚攝入水，等適應了，再試著斷食斷水，那時候就沒有是否有「生命危險」的擔心了。

——Grac Zh

我本身曾經試過斷水三天。這三天都還有上廁所小便，一天也有三次。我自己也很好奇！所以我覺得其實我們吃的食物，消化之後都會變成流質！所以水分就從那裡來！這是我個人的解讀！可能你有不同的理解，不妨也分享一下！

——Suyi Goh

我覺得不是泡冷水澡，不會增加濕氣，反而能排寒，如果水裡加上生薑水就更好。從皮膚吸收水比喝水好。

其實最容易排寒排濕的地方泡澡泡不到，是在後脖子，那裡有個穴位是排濕寒大穴，不好意思忘記名字了，我是從網上讀到一些地質勘探人員長期要進入地下、山洞很長時間，那裡很濕寒，他們出來後一定要燒一大桶水泡澡，特別是後脖子處。從那以後，我每天洗澡，不管冬夏都要把後脖子用很燙的水沖一段時間，所以盡管我平時早上空腹喝很多水，有時是涼水，平時喝水也很多，飯分後我的皮膚只是稍癢一會兒，很快就消失，不會癢得睡不着覺，而且持續時間不長，可能與我平時這樣洗澡排寒有關。有一次公司有個同事流感好幾天不好，很難過，我教她這樣沖後脖子，她第二天說感覺好很多。

——Grac Zh

少喝水會不會尿道發炎呢?早上起床後會口渴怎麼辦呢?

尿道會發炎是尿道環境病菌滋長引起的，少喝水會提升體內熱能，而排毒排溼。西方醫學善用喝水來促進循環，反而忽略體內熱能與元氣的自主力。飯水分離修煉初期最需要修煉的第一步——自我覺察。

是否經常吃重口味食物，高糖、高鹽、高油脂，或人工添加物之醬料、調味料，如味精、味素，另外，從臟腑機能來談就是腎水不足。從一日三餐，進而修煉一日兩餐，或者交替一日三餐與一日兩餐，以便讓身體活化與完整的吸收。

李祥文老師言下，一日兩餐也可以是早午餐，一日一餐也可以是吃午餐的時間。

從修煉中你會發現飯水分離是漸進式的少食與活化細胞，從一日三餐到一日兩餐、一日一餐，依照自己的進度與體質來少食，並非是強調不吃不喝。

因此初期修煉者發現最難的是喝水習慣與潛意識「積習難改」。

早上起床不可先喝水，吃早餐也不可配豆漿、米漿、奶茶、麵線等，光是這點的修煉就與眾不同，誠如眾人皆醉我獨醒，不用在意別人的眼光。

修煉者都要熬過口渴、喉嚨不舒服，甚至胸悶的過程，而我初期偶而會偷吃一片橘子解渴（請不要說我作弊。哈！因為真的不容易），當喝水習慣與飲食習慣改變時，當下就覺得胃很舒服！人生是彩色。

——羽田氏

為什麼吃飯前後二小時才喝水，這二小時怎麼來的？

主要是從食物入口後，從唾液分解脢到胃液酵素分泌，讓食物有完整的吸收與消化所需的時間。修煉飯水分離時會發現，胃寒脾溼的人即使吃飯後二小時也不能喝水，主要是陽氣不足氣血兩虛，身體的動力循環差。

從保護胃的機能來了解如何吃飯。當你從食物的消化時間與空腹不能吃的食物結合起來，就可以很清楚的了解，如何提昇吸收力與消化力一直都是養生的主軸，這樣才合乎經濟效益，精簡不浪費又不會造成負擔。也會領悟養生的真正課題應該是透過完整咀嚼才能有完整的吸收。

——羽田氏

Part 5

飯水分離健康奇蹟

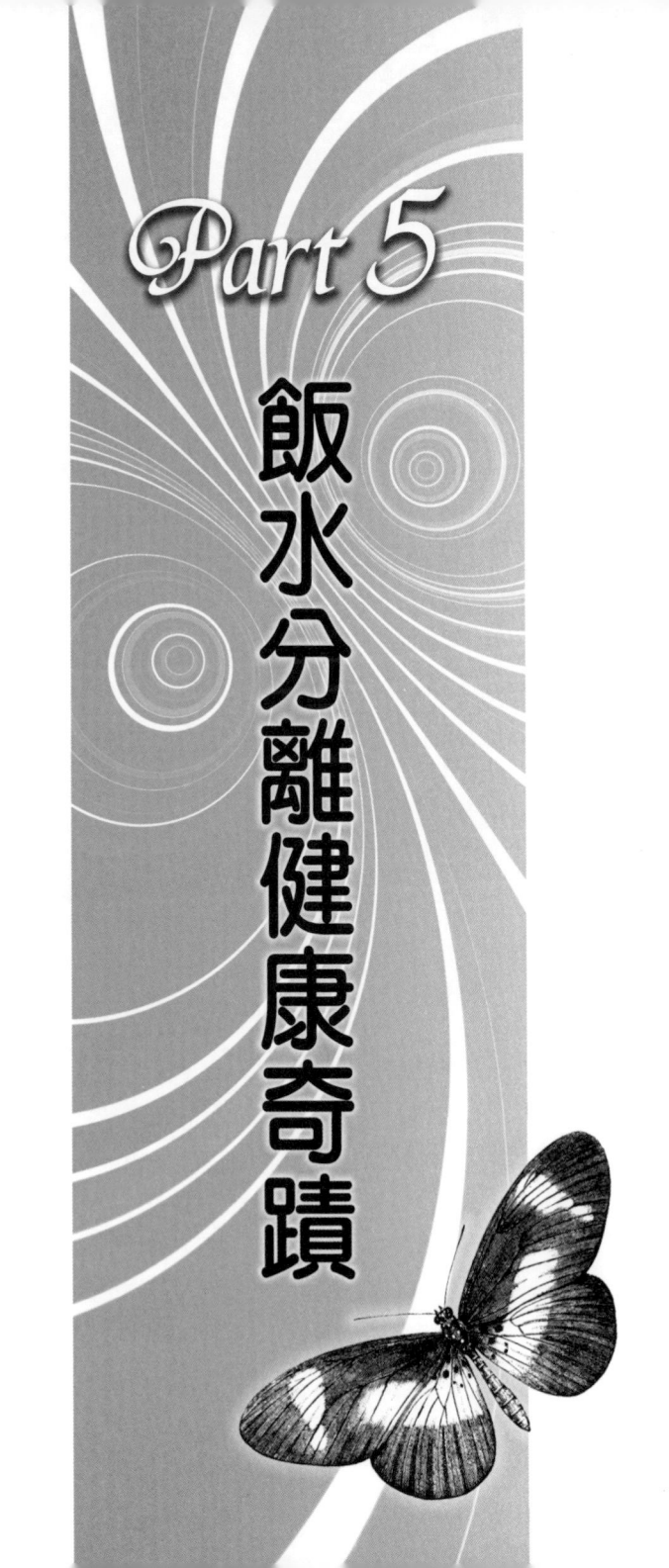

實踐者分享 1

成為幸福快樂的女人

張薇豔／馬來西亞

我是個不認老的女人，常常會娛人娛己的告訴朋友，我年年二十八歲，我的心境也保持在這個數字上，但是當年齡逐漸增長時，很多退化的小毛病出現，說是病又說不上，說沒病可是它的確讓人受盡折磨，大部分的人都處在這灰色地帶裡，認同嗎？

我的狀況

(1) 常常頭痛、偏頭痛：只要有壓力、感到疲累、經前，頭痛的機率很高，我覺得可能和膽固醇有關係，這問題困擾了我很多年，每次驗血報告的結果都顯示膽固醇過高，必須吃藥，不然就是必須服用一千五百毫克的Salmo Omega（魚油），我聽後堅決不服用藥物。

(2) 胃痛、胃脹：三餐不準時吃或吃了一點辣椒就會胃不舒服，似痛非痛二至三天，尤其是晚餐吃飽後胃會撐著，因為湯湯水水在作怪，飯後最好是躺著，才舒服。

(3) 牙齦發炎：每當吃煎炸、辛辣的食物，牙齦就會長膿皰，而且每次都長在同一個地方。

(4) 咳嗽、哮喘（輕微）：每次喝了冷飲後，到了晚上就會咳嗽，而且喉嚨會發出氣喘的聲音，同時會微喘。我有遺傳性哮喘，我奶奶、父親和小妹都有哮喘病。我七至八歲時也發過病，當時我很害怕，那種滋味不好受。

(5) 體味：只要一勞動就會有體味，某一些T恤的布料洗後還是會有異味。

(6) 肥胖、大肚腩：體重六十一公斤，其實我的食量不大，但不曉得為什麼會這麼胖。應該是代謝出現問題，也因為肥胖，氣變短，上樓梯會喘氣，而且腳會酸，必須要停下來休息，才能繼續；還容易疲憊，沒精力，提不起勁，不能久站，所以煮餐飯對我來說是件很累的事情；膝蓋疼痛導致不能久蹲，快步走路會氣不順，氣卡在喉嚨，讓我感覺快要窒息了。

(7) 盜汗：隨時都會冒汗，如：趕時間時，臉上的妝都會被汗水弄溶了。這讓愛美的我感到很氣人。

(8) 酸痛：以前跌傷的舊患復發，年輕時經常跌倒，跌倒後酸痛都在左邊的肩膀、腰和膝蓋。

我是透過妹妹的介紹認識飯分，我妹妹是由佛堂裡臺灣來的朋友介紹才開始飯分。我開始飯分的時候還沒看書，所有的步驟都是我妹妹教我如何實行。她說早上起床不能喝水，我聽了很開心，雖然全世界的人都認為早上喝水好，但是我早上就是不喜歡喝水，因為我的胃不喜歡，有時候喝沒事，不過有時候即使只喝一兩口，我都會感覺我的胃有點不舒服。早上不能喝水這件事，我非常輕鬆地就能實踐，其實在飯分前我也喝不多水，但是在開始飯分後會很渴很想喝水。飯分期間曾發生早上嘴巴乾，漱口也解決不了。早餐吃餅乾（那時開始吃烤餅），嘴巴就頓時生津，問題就這樣迎刃而解了。

通過飯分最快改善的就是胃的問題。我試過一日兩餐，午晚和早晚都沒事，我很堅持做飯分，所以以上的狀況都漸漸改善。以前頭部常常感覺重重的，飯分後不止頭部，全身都感覺很輕鬆、很舒服，就和書裡寫的一樣——像天空一樣涼涼的。有一段時間我超愛吃自製的冰棒，吃後完全不會有咳嗽等問題；至於肥胖問題，我覺得想要減肥的人，一定要認真飯分，因為我認為目前最好的辦法只有飯分，不易反彈。我無心插柳減了十公斤，我好開心，現在精力充沛，氣變長了，氣魄好到打球都不會氣喘如牛。身體變得輕盈，不會老態龍鍾。我要凍齡，延緩老化！至於酸痛的問題，只要少吃一點，改善得更快。

目前很多人聞癌色變，我也不例外。我母親因癌而逝世，我妹妹在約兩年前也患上鼻癌，慶幸目前已無大礙。至親患癌，我開始很害怕；一直以來聽了很多關於營養保健的相關資訊說飲食起居要正常，陰陽要協調，我也做保健，因為錯誤的飲食，效果不理想。所謂預防勝於治療，健康就是財富。飯分後的好處就是有離固食，吃飯喝水時間範例，實踐起來比較容易。

我飯分了二年，獲益良多，這就是我想要的健康。我的選擇與別人相反，我抱著想要改變，體驗和求證的心態大膽地去嘗試，把錯誤的飲食改正，天下沒有白吃的午餐，想要得到，一定要控制口慾，付出行動，堅持，有恒心才能健康。有報導說早上五點起床是人體與自然同步的，早起活動，陽氣就能升發出來，肝氣也會升發出來。人道迴圈和天道迴圈要和諧，它和飯分的理念相似，我為了能得到更理想的健康，從二〇一六年五月三十一日到現在，我每天都早上五點起床做運動，提陽和充電。

在這裡我要感謝作者李祥文，感謝羽田老師和美藍老師的耐心分享，把這麼好的概念傳播出去。接下來，我也要感謝我五妹和來自臺灣的佛堂朋友。讓我們的生活變得更幸福快樂！

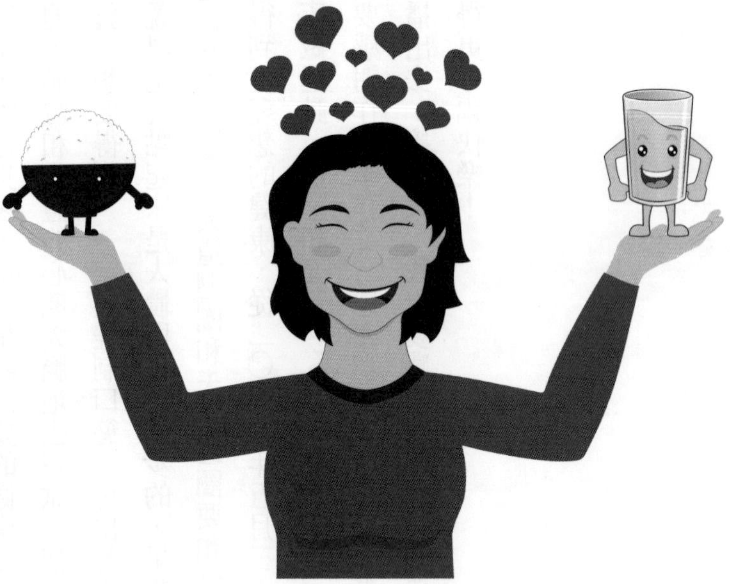

實踐者分享 2

飯水分離改善我許多宿疾

黃定豐／馬來西亞

我是在Amanda和陳琛如的推廣下，開始修煉飯分，大概有兩年多了，飯分之前我早上起床一定是喝一大杯水，可以說沒有覺知的灌水，維持了很多年，依然排泄不暢通，甚至胃漲風，皮膚痕癢無比，看了醫生都無法解決問題，醫生給的止癢藥就像一粒米那麼小顆，大概吃了一年。吃一粒止癢藥可以止癢三天，同時也會昏睡三天，頂多是治標，卻不能徹底根治痕癢。

開始時很嚴格的飯分，都依照時間表進行，大概兩個星期後身體開始熱起來，這種熱的感覺不會不舒服，不會頭暈，反之是比較精神，排泄暢通了，皮膚也不會痕癢，腸胃也沒有再漲風，還有一個現象就是我的心跳恢復正常，飯分前，我的心跳有時速度會很快，尤其晚上睡覺更明顯，可以感覺到心跳不規律，也很難入眠。

幸好是遇到飯分，心跳恢復正常，晚上睡覺不再覺得心跳不規律，後來看了一些資料才知道原來是喝水過量導致心跳加速，現在的我早上起床都沒有再喝水了，而是吃了早餐後大概九點多十點喝一點點水。

飯分後兩個星期身體熱起來維持了一個多月，我開始破戒，等到晚上喝水時間，就是我最享受的時間，大量的喝冰飲，開始時很爽，越喝冰越過癮，完全被吃冰的慾望控制，所以一個晚上可以吃兩碗的雜冰，開始時還不覺得怎麼，覺得早上和下午嚴格飯分，晚上吃冰不會有問題，結果因為這個想法，我就吃了一個月多的雜冰，而且是天天吃，時間一長問題就來了，種種之前的不舒適狀況，全部回來我身邊，包括不規律心跳，而且連我流出來的汗水都是涼涼的，進入了很不舒服的狀態，整個人很累，尤其是皮膚痕癢比起飯分前還嚴重，晚上睡覺時手肘部分，癢得沒辦法入眠，一直抓，破皮了，還要抓，這種滋味相信只有當事人才能夠感受到。

在飯分討論區或者分享文章裡都看到分享者或飯分前輩們說：「聽身體的聲音」。我就是搞不懂怎麼聽身體的聲音？身體已經很明顯告訴我了，「不能繼續喝冰」，我就是聽不到，明明已經感覺不舒服了，還是若無其事的繼續沒有覺知的喝冰，完全被喝冰的慾望封鎖了我的覺知能力，不是我感覺不到不舒適，而是感覺到，卻依然被慾望控制。

於是我還是繼續喝大量的冰飲，除了手腳痕癢外，連我的屁股也在晚上睡覺痕癢起來，名副其實的「屁股癢」，這種抓癢的感覺，我不懂應該怎麼形容，抓到爽，還是抓到痛，總之就是既爽又痛，痛還是繼續抓，一直在睡夢中抓，可以抓到部分屁股皮破損，手指感覺到皮破損的部分有點濕濕的，就不抓那個部分，換去抓旁邊沒破皮的地方，一面睡就一面抓，總之第二天看到底褲有少許的血跡就對了，所以屁股的皮膚都有很多大大小小的傷痕，這時的我也就是一個多月的冰飲最後的幾天，開始意識到身體的抗議，感知到身體給出的訊息，雖然是遲鈍了一些，不過繼續嚴格修煉飯分，這些狀況又消失了。

直到去年大概年底開始，我又破戒了，但這次破戒得比較聰明，不喝冰，不過一到喝水時間大量喝水不管是熱飲還是白開水，很快的，皮膚痕癢、排泄不暢通又回來找我，最後得到一個結論就是雖然是喝水時間，還是需要去感覺身體需不需要喝那麼多的水，不管它是熱飲還是白開水，適量喝就好。

還有另一個體驗，在飯分前，晚上睡覺有鼻鼾聲，也困擾我很長的一段時間，被自己的鼻鼾聲嚇醒是常事，最嚴重的有好幾次，睡覺時，鼻鼾聲的出現，呼吸就會很困難，甚至在睡夢中短時間停止呼吸，也被自己的呼吸停止嚇醒，醒來後立刻大口大口的呼吸，感覺好像就快死去的狀態，其實是垂死掙扎，一直去感覺自己是不是死了，非常害怕，又搞不懂是什麼原因？

經過飯水分離飲食法後，我沒有察覺這個鼻鼾聲已經減輕了，也沒有感覺到睡眠中停止呼吸，就是在不知不覺中，我的鼻鼾聲和睡眠呼吸困難可能是轉輕微了，直到幾天前跟璨媋聊天提起鼻鼾聲，我才突然想起以前有嚴重的鼻鼾聲和短時間呼吸停止，而現在已經很久沒有這個現象了。

另一個體驗是無心插柳柳成蔭，我的身體有點肥胖，有一個蠻大的肚腩，也沒想過修煉飯分可以令我瘦下來，就純粹聽從璨媋和Amanda的飯分經驗，沒想到飯分一段時間，身體在不知不覺中瘦了下來，原本我的腰圍四十寸，體重八十公斤，飯分後，腰圍三十七寸左右，體重七十六左右，有時破戒了大量的喝水，之前的小胖尺寸又過來跟我打招呼Say Hello，再繼續飯分，小胖尺寸又跟我說bye bye，真神奇。

這是我飯分的一些小體驗，所以聽自己身體的聲音並不是什麼很玄的一種概念，其實聽身體的聲音就是感覺自己的身體給出的訊息，疼痛、痕癢、舒適感、不舒適感，就是要告知我們一些重要訊息，當飲食過量，身體所給出的反應，就是在告訴我們，是時候要調整飲食習慣了。

大家加油喔！繼續為自己嚴格飯分。

實踐者分享3

絕地逢生的抗癌歷程

林楷崧／台灣

台大診斷為淋巴癌，經過手術等醫療過程，真的活在恐懼煎熬中，不斷地請教醫師、營養師，以便應對療程進行的副作用。

當朋友告知「飯水分離」的訊息，覺得這是違背醫師及營養師的理論，但因弟及妹做化療已離開人世，自己更怕做電化療，只好姑且一試，反正不喝湯，白天不喝水而已。剛開始口乾嘴破，慢慢好了，才知是人體內的「陽氣韻」增加的現象。

宣判癌症後第七年（一〇二年）復發，腫瘤有拳頭大。台大醫師說要手術，有位蔡老師說我必死，活不過明年生日（一〇三年六月），怎麼辦？更加慌恐，為了自救斷然先少食、斷水。經過半年，發現脖子拳頭大腫瘤竟消失，更確定人體要排的毒是濕氣。

一〇四年作血液顯微檢測，全是結晶雜質，且不流動，重金屬太多，這是施打太多化學藥劑所引起，滯留在血液內無法排出。再深入飯水分離檢視，找出身體最佳的飲食模式，斷食與少食的交替使用來淨化身體。一〇五年六月再做顯微檢測血液，沒想到血球圓又飽滿，且雜質又少，讓檢驗師大吃一驚，怎會這麼快就乾淨又修復至圓潤，好高興。這就是把「陽氣韻」養起來，提陽時會有修復的效果。

九四年生病至今，忍耐身體的病痛，進而忍耐口渴。忍耐節制飲食的口慾，加上運動和規律生活外，就是能更徹底實踐飯水分離飲食這樣好的生活習慣。不要放棄做自己身體的主人，只有這樣才能達成身心一致，活出自在的人生。

實踐者分享4

飯分讓我重拾健康，生命因此煥然一新

Amy Feng／台灣

我的飯分歲月（自二〇一三年六月初至今）

今天實在是有感而發，決定寫下這些年來的感受。先說說有改善的部份吧！這些大多是前半年到第一年看到的明顯改善。

・**飯水分離後，身體的改善**

白髮不見了，頭髮越來越黑；近視減了五十度；以前又怕冷又怕熱，總覺得自己臭臭的，很怕跟別人太靠近，現在都沒有這種擔心了；一吹風會頭痛，打死不坐在冷氣附近。騎車要把頭包得緊緊的。現在不會痛了；皮膚過敏（尤其是衣服摩擦到的時候）；鼻子過敏、酒疹、海鮮過敏，這些都不見了；皮膚變好，腿上排氣管燙傷的黑斑，從黑的褪色到淺淺的咖啡色；高血壓降下，回到正常值；梅尼爾氏症（耳暈症），嚴重的時候半邊臉沒有知覺，現在已經沒再犯，不用再隨身攜帶藥品；從小的黃粘滑舌苔不見了，現在舌頭呈現健康色；氣喘（氣喘很痛苦，哪都不能去，只能小小口的呼吸，癢得要死又抓不到。）、心悸、胃脹氣、胃痛、大腸激躁症、足底筋膜炎等都沒有了；肩頸僵硬，因車禍造成脊椎受傷連帶著長年腰背痛，幾乎沒有再犯；瘦了近二十公斤（最近有點跌深反彈的跡象。哈！）

最讓我開心的事情是，十多年前中醫診斷出我的腎經脈象很弱，幾乎把不到脈，工作壓力大的時候，整個人會嚴重水腫，幾乎會差到一個尺寸（size），眼睛也會水腫到打不開。現在不管多忙多累這種狀況都沒有再發生。

氣色變好，精神變好，皮膚變好。

常有人說我看起來比實際年齡小十幾歲（好開心喔！）

從小手臂內側就有無數的脂肪瘤，有些有紅豆大，手伸出來別人都會問那白白、一顆顆的是什麼東西，飯分一年左右，脂肪瘤大概只剩下四分之一，今天無意間發現，居然只剩下右邊還有一顆米粒大小的。其他的都已經縮小到很難直接看出來了（好感動，噴淚……）

臉上肝斑，本來是一塊錢大小，黑黑的，半年左右褪到淺咖啡色，甜甜圈的樣子（中間變回肉色），昨天照鏡才發現，甜甜圈好像被咬過一樣，變成了上弦月跟下弦月了。

從小左腳趾指甲就有很深的幾道凹痕（像麥當勞一樣），最近發現，指甲變得平滑，凹痕也不是很深了。

- 在得到好處的期間，也有無數的好轉反應

頭痛二星期，痛到連睡都不能睡；

還沒有中秋節就冷到把棉被拿出來蓋；

全身排寒起疹，癢了近一年的時間（還好疹子都出在頸部以下）；

第一年除了吃飯、做事、看臉書上前輩的分享之外，迷迷糊糊的睡了一

年。

第四、五個月，耳朵不斷的流出水還有血塊；

有三、四次連續幾天血便（大量鮮紅色）；

好多次晚上睡覺的時候，車禍受傷的地方痛到連睡都沒有辦法睡；

左腳莫名的癢（包含腳底、腳背、腳趾、趾縫、兩側邊、後腳跟），癢了近一年半，而終於減緩；

右邊肋骨下方莫名的疼痛。

月經來痛到動不了。

曾經也有好多天大便大不出來，或是拉了好幾天的肚子，上吐下瀉，頭昏眼花。

氣管有時候癢到不行；

不斷的打噴嚏、流鼻水（鼻水跟打開的水龍頭一樣完全不會停）。

• 有這麼多的反應，有的還蠻嚇人的，難道不會怕

在還沒有接觸飯水分離之前，因為氣喘和身體各部份的問題，我長年追逐名醫，一年有三分之二的時間在吃藥，吃到超過了健保給付的額度。醫生不斷的給我換藥，加重劑量。看過無數的西醫和中醫。一直到有位中醫師跟我說，我的腎經脈象很弱，幾乎把不到脈，虛不受補。長年的看病吃藥讓我身體越吃越爛，讓我變得不相信醫生（尤其是西醫）。我開始轉往民俗療法，學氣功，花錢請人幫我拍打（花錢自虐）。按摩、推拿、有機飲食等等，我花了七八年的時間，大量的金錢，還是不見身體好轉，反而越來越嚴重。我從小檢查出心室肥大症，那段日子心悸越來越嚴重，一直到我接觸了飯水分離，看到臉書上這麼多人的見證，我拿出了做實驗的精神，把所有的藥、保健品和營養品都停掉。從書中找出實行的注意事項，沒想到才短短的三天後直到現在，沒有再感受到心悸的狀況，這讓我對飯水分離產生了無比的信心。所以後來在實行過程中，不論發生任何的好轉反應，我不但沒有害怕，反而開心得不得了。我才真的知道，我的病是從口入的，原來在飲食不當的狀況下，想借由外力改善身體

是沒辦法真正得到完全的改善，還不如踏實的飯水分離來得效果明顯又快速。

除此之外，前半年的時間，我有空就不斷的上臉書，看前輩們的分享和見證，學習善待自己的身體，感受身體的反應和瞭解食物屬性。也參加羽田大辦的講座和同學會，對於活動中提到的觀念和食物，我會瞭解並觀察自己身體的反應，好讓自己再次碰到問題的時候，知道要怎麼調整。

• 關於我的飲食

兩年半來，我幾乎都是一天兩餐，很餓時吃三餐，八分飽，不碰水果，早上絕對不洗澡。

在喝水時間，口渴才喝水（我沒有特別的限水），不渴就不喝。（書上說：「不要義務性的喝水」）

第三個月開始胃口變很大，大概一餐可以吃四、五碗飯，到今年才慢慢的變少。

在外面吃飯的時候，看到湯品或飲品，頂多用湯匙小泯一口試試味道。

第一年很認真的做烤餅，去年開始，都吃煮濾蒸飯。

常常到了中午，會拉著狗兒子一起到頂樓曬曬太陽。

我沒有特別的運動，偶爾想起時，會做拉筋、按摩、拍打或按原始點、抬腳功，補腎功、搓手等等（我很懶，持續力不太夠，請不要學我）。

有時假日去郊外爬山踏青（以前這是不可能的，因為會心悸），或跟狗兒子一起踩草皮。

我會很認真的觀察自己的身體狀況（身體有無水腫、舌頭、眼睛、臉色氣色等等），再調整飲食內容。（這點請多參加講座和同學會，還有爬文）

十多年沒有碰過冰品，在滿一年多的時候，為了慶祝自己身體變好，跑去吃冰，居然沒有頭痛。（果然，努力存陽氣是對的）

不過，吃多了，陽氣用完的時候，下次月經來就痛得要死。（唉——人是不能心存僥倖的）

所以還是乖一點，不要碰生冷寒涼食物！多存點陽氣，有需要的時候才有本可以用。

今天，突然看到手內側脂肪瘤已消失，看著臉上肝斑變淡變小，真覺得自己走對了路。糟塌了幾十年的身體，花了近兩年半的時間走到現在這樣，真的很感動！

病過才知病苦，痛過才知痛的滋味，身體是自己的，健康是自己的責任，問再多沒有去做也是無用。

感謝李祥文先生，感謝八正文化，感謝羽田氏，感謝飯分講座和飯友同學會。

感謝建中同學的推展煮濾蒸飯，感謝臉書和社團的所有飯友無私的分享，感謝寶妹，感謝芝蘭，感謝大家！

也很感謝我自己，這些日子以來的努力。

• 飯水分離也幫助了我的狗兒子

飯分除了對我有很大的幫助之外，在飯分兩個月的時候，覺得效果實在是太好了，所以把狗兒子也抓來飯分。

以下是我家小柴的分享：

各位叔叔伯伯阿姨大家好，我是隻柴犬，今年六歲半。飯水分離已經兩年又三個月了。

七、八個月大的時候，我開始有皮膚病，本來小小塊的，到後來是整個半邊身體都長奇怪的疹子，又流膿，又流血，所以媽媽都叫我半邊帥哥。

換了很多的醫生都治不好，每個醫生都說永遠都治不好，而且一年會比一年還要嚴重。

每一陣子都要去醫院打好幾針，吃好幾週藥，看起來好了，隔幾天又犯。而且常常要換藥，或是增加劑量。

有的醫生開到四倍的藥量，大劑量的藥會讓我尿失禁，好討厭！

我試過西醫、中藥、健康飲食等等方法，都沒有效，每年都要花兩萬元看醫生。

媽媽在實行飯水分離兩個月的時候，發現效果太好了，覺得她可以變健康，我也應該可以，所以決定把我抓來做實驗。

那時我身上不斷的在流膿，媽媽覺得這實在是很嚴重，應該是我的陽氣韻不足，身體濕氣太重，所以決定給我斷水。（依照書中給畜牧業的建議方法）

沒想到第一天，就停止流膿，第二天肉就沒有那麼的紅，有點變淡的感覺。本來媽媽還要給我再斷一天，因為我提出了強烈的抗議（用可憐眼神）而作罷。

所以從第三天開始，我每天早晚餐飯水分離。

從那時到現在，皮膚病沒有再犯了。

只要我感到不舒服，我會自己少吃一餐或一天不吃。

（這是真的，動物好聰明，會自己斷水斷食。）

現在，大家都稱讚我毛髮亮麗，閃閃動人，超級帥的。

非常感謝飯水分離。非常感謝大家！

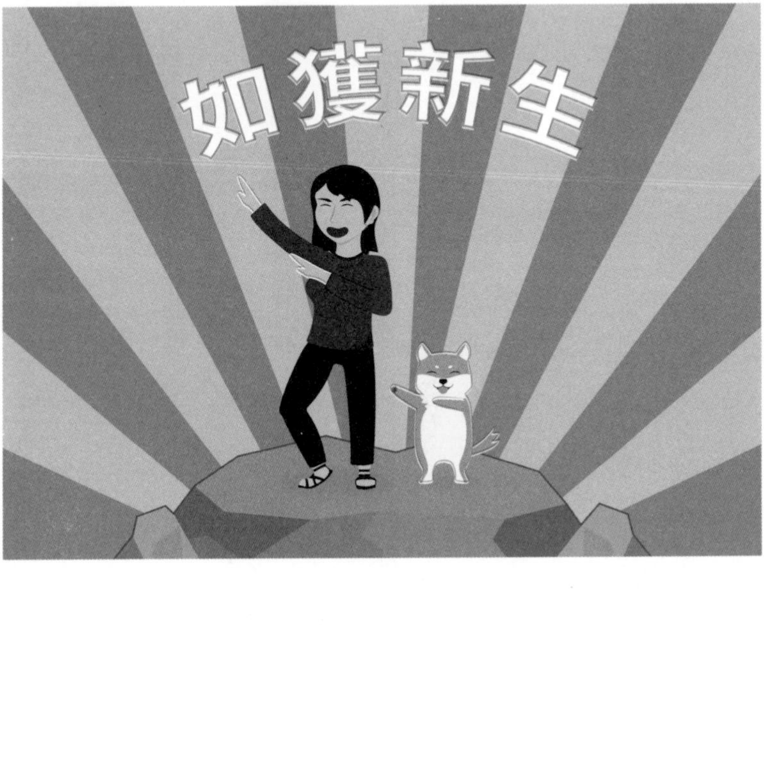
如獲新生

實踐者分享5

實行飯水分離飲食，給自己一個重生的機會

羅悅嘉／台灣

一〇二年（西元二〇一三）年，因著一位網友的分享，認識、加入了「你飯水分離了嗎？」這個社群，進而買書、看書，在同年二月二十日正式實施飯水分離飲食法，對我而言，輕而易舉。

剛做的三天內，皮膚有嚴重缺水脫水的現象，引起兒子關注，我說我在實驗「飯水分離飲食」，三天後皮膚恢復正常，也沒有口渴現象或便秘現象，只有皮膚變光滑和粉刺不見了，還有冬天比較不怕冷，夏天不怕熱。

我就這樣簡單的實施飯水分離飲食法，吃飯不再喝湯，吃飯和水相隔兩個

小時，早上起床也不再喝一杯水，還有早餐不再喝液體的精力湯。對我而言，我覺得它帶給我飲食的便利。後來我才發現，它帶給我很大的幫助，不只是在身體方面的修復，原來它是為了迎接我下一個最重要的挑戰，也是我生命中最重要的轉變。

故事的高潮才正要開始，同年的三月二十四日星期日，我在洗澡的時候，發現右邊乳房有一條長長的腫塊。於是想要去做檢查，我想到我以往固定有在做乳房超音波的診所，但是要等到禮拜三才有。我等不及，於是找到一個婦產科專科的診所。星期一就立刻去做檢查，於是我來到了這家我從來沒有來過的婦產科診所，做超音波檢查，檢查的結果是沒事，螢幕沒有出現黑影，醫生說沒問題的，所以就相信醫師的判讀。就這樣一天過一天，直到六月，我之前固定定期做乳房超音波的診所，通知我去做定期的例行超音波乳房檢查。雖然說之前那個診所說沒問題，但我想還是再去做一次檢查，沒想到一檢查就出現三公分的黑影，於是他們幫我馬上轉診到醫學醫院做切片檢查。沒想到所得到的結果是乳癌三期末，接下來就是一連串的進出醫院，也做了六次的化療。我的療程是要做八次的化療，三十幾次的放療，吃五年的賀爾蒙藥物治療，但是在做第六次化療的時候，我決定放棄所有的化療、放療及荷爾蒙治療，因為我本來一直就不想做這些治療。我的飯水分離飲食法也持續一直做到現在，雖然當初放棄西醫治療不是因為飯分的原因，但是我感覺到是因為我飯分的關係，所以我在化療之後，根本就沒有什麼痛苦的後遺症，頂多就掉頭髮，和有短暫不想吃的念頭。這跟九七年血管癌放療後的後遺症（吃不下、週週瘦二公斤、乾癢、拔牙……）相差很大。所以我深深的感覺到我的內心一直不想要做西醫治療，那我為什麼還要做治療呢？是敵不過家人的反對？還是敵不過眾人的言論？

最後，我終於把自己生命的自主權拿回來了，我決定要忠於自己的身體，忠於自己想要的，外面的眾說紛紜，網路的資訊更是多元複雜，分不清誰是誰非，唯有身體是自己的，只有自己最清楚。民國九七年我的血管癌二期，一〇二年乳癌三期末，所以，這八年來我經歷了西醫治療和放棄西醫治療，我得到的答案是治標不如治本。如果西醫治療有用，那麼我為什麼又會得第二個癌呢？現在我找到療癒的方法，那就是飯水分離加賽斯心法。從小我就是個不愛吃藥的小孩，現在也一樣，感冒流鼻水休息幾天就好了，重大的癌症都可以不藥而癒了，更何況是小毛病。所以我深信，身體具備自我療癒的能力，身體也是心靈的一面鏡子，唯有愛自己、做自己，傾聽自己身體的聲音，就能保有一個健康又美麗的身體及人生。

實踐者分享 6

飯水分離帶給我滿滿的幸福

張彩明／馬來西亞

・富貴手

飯分前——

飯分前，富貴手不定期的光臨雙手十指頭，十指常受痛癢腫脹、皮肉裂開流血之苦。

不能碰水，燒飯煮菜，握筆寫字，不能駕車，先生到西藥行買最強的藥給我抹手，十指抹藥後，什麼都不能做，如同雙手殘廢似的。

飯分後——

至今，富貴手不再大駕光臨，十指無需再抹上最強的藥物，十指不再受皮肉裂開痛癢之苦——真幸福。

• 頻尿

飯分前——

總是頻繁的往廁所跑不停，造成生活很大困擾，無論在工作、看戲、逛街、坐車、坐飛機、睡覺，到戲院看場戲都覺得很尬尷，很不好意思，進進出出好幾次。

影響睡眠，上廁所好幾次。每晚皆無法安眠，無覺好睡。

飯分後——

有時一眠到天亮，睡得深沈；有時會起來上廁所一次。

有次到中國瀋陽，天寒地凍在下雪，坐車八小時，在路上找廁所是件不易的事，眼見身邊朋友受憋尿之苦，我竟然可以八小時不用上廁所，直到抵達朋友家時，才如廁。

頻尿因飯分得以改善——真幸福。

・偏頭痛

飯分前——

常偏頭，右邊頭部會抽痛，身體一舉手一投足，都會觸動到頭部不斷抽痛，疼痛得受不了時，就去請人幫我頭部及耳朵放血。

飯分後——

偏頭痛已不再痴痴纏，不再受抽痛之苦——真幸福。

・腹脹

飯分前——

體重四十三公斤，但腰圍卻脹至三十四吋。

腹部重重，又硬又緊，脹至像懷孕四個月，常被身邊朋友問：妳懷孕嗎？尬尷不已。

飯分後——

體重四十八公斤，腰圍二十八吋。體重增加五公斤，腰圍減了六吋。

飯分後老廢物質屯積減少，身體輕快——真幸福。

飯分助已撐控好喝水與用餐時間，不再隨心所欲的想喝就喝，想吃就吃，減少口腹之慾望，消化食物效率提高。

不知不覺中建立固定飲食時間，自然減輕腸胃負擔，讓食物養分更易消化吸收。

• 耳鳴

飯分前——

長期受耳鳴干擾。無論聽對方或自己講話，耳朵總是很不舒服，像有東西在裡面干擾，聽東西很辛苦、非常不舒服。

飯分後——

耳鳴終於離我而去，消失無蹤——真幸福。

・肌膚之癢

飯分前——

背部常會癢。

吹冷氣——手腳、頸部、臉部會紅會癢。

飯分後——

實踐飯分的第五個月，雙手腳長滿濕疹，癢了一個月，癢得晚上無法入眠，嚴重影響睡眠品質。雙手腳抓得傷痕累累，工作上班時也抓不停，一個月的日子好難熬，痛苦難耐。

至今，肌膚之癢不再重現——真幸福。

・暈沈愛睡

飯分前——

早餐剛用畢，即開始想入睡，感覺很累，睡不飽似的，頭部暈沈，眼皮重。

飯分後——

細胞氧氣充足，精神旺盛，活力充滿。

身體感受更加輕鬆愉快。

氣血順暢，頭腦清晰。

・腰酸背痛

飯分前——

生理期腰酸背痛，身體不適，工作無精打采。

飯分後——

症狀減輕，如常工作，記得有首歌名叫——我願意。

註冊結婚時，註冊官問：你願意嫁給鄧藝龍嗎？

答：我願意。

我願意——給自己一個嘗試飯分的機會

我願意——改變幾十年不良飲食習慣

我願意——吃東西時，乾濕分開，不混合

我願意——改變湯撈飯吃的不正確習慣

實踐吃飯前後二小時內不喝水。餐後二小時不想喝水，就沒刻意或勉強喝水，身體溫度自然提升，變得比較不怕冷，吹冷氣皮膚不再紅癢。

讓腸胃消化液保持良好消化功能，不被水稀釋，腸胃消化功能必然越來越好，消化不良或排泄不順的症狀會有驚人改善。不再造成腹部腫脹像懷胎四個月的孕婦。

我願意——改變早上起床空腹喝水的習慣。早上不喝任何飲料，讓胃部保持熱氣韻，五臟六腑機能自動提昇。

我願意——不再過量過度的猛吃喝蔬果

我願意——在饑餓或口渴時，選擇堅持與忍耐，堅持飯分的時間。

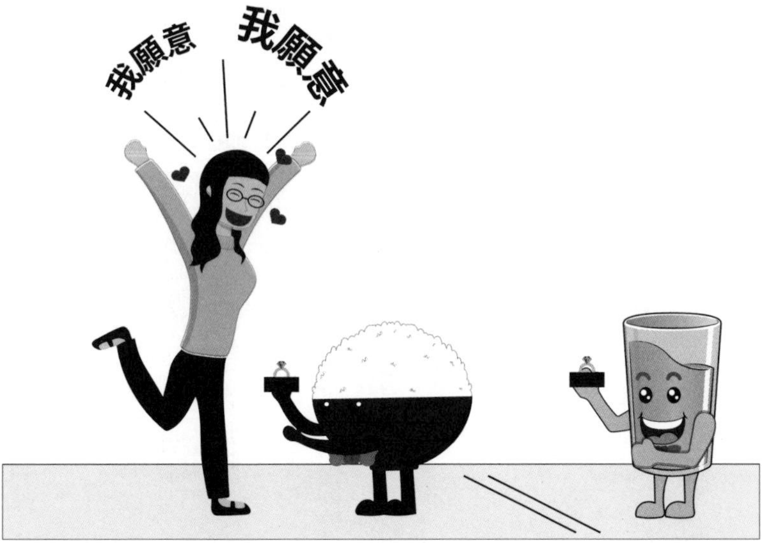
我願意
我願意

感覺不舒服時，告訴自己忍耐一下就會過去了，不需要在意不舒服之感覺，享受心無掛礙的自由自在。

回想一下古早人類，為了尋獲固定水源，須歷盡千辛萬苦才能取水。不像現代的人，隨時隨地皆能享用乾淨的水，由此可見人類身體無需要太多的水，所以說，飯水分離也是返璞歸真其中之一途徑，讓身心靈回歸自然平衡。

• 飯分前：早上空腹喝水

一大早起床空腹喝一大杯溫水，即使喝下後，有不舒服感覺，我都會忽略這不舒服感覺，頭腦只會浮現的話語：「早上起床一定要喝水，喝水才能排毒，多喝水才會健康」。

早上必定要喝這杯水才會感覺心安。

哈！這麼一喝，喝了幾十年。並沒有越喝越健康越快樂。

不只早上空腹喝，一天當中，其它時間也是猛灌水及果汁，長期大量的喝及飲食乾濕混合，因緣時間成熟，種種症狀一一出現。

吃飯時，習慣性湯湯水水放在飯裡混合吃。

這樣的模式及不良習慣，長期下來，症狀連連，痛苦連連，困擾連連，煩惱連連——腹脹，富貴手，耳鳴，頻尿，常期頭痛，經期腰酸，皮膚癢，頭腦昏沈愛睡。身體不適，快樂、幸福、輕鬆、笑容何在？

沒有在對的時間適量喝水，造成體內充滿濕氣，而導致氣血不順，冷熱不調，陰陽失調，體內很多功能「失常」，無能正常運作，日積月累，種種病症大搖大擺登身造訪，種種身體不適狀況大駕光臨，自己作的，還得自己承受。自身的不良飲食習慣，還得自身承擔「結」出來的不良「果」實。

一開始接觸飯分，是從一位台灣友人分享中得知，當下心想，我不可能做得到早上起床不喝水，吃飯不配湯，也沒興趣也沒想過要去嘗試及作任何習慣上的改變。

當我讀《飯水分離陰陽飲食法》一書後，決心一改已根深蒂固的不良習慣及觀念。

• 一大早起床不再空腹喝水

早上不喝水，發現原來身心的感覺是那麼的輕鬆愉快美好快樂，早上不喝水，自己是ＯＫ的，原來我可以做得到的。現在起床不喝水，已成了習慣。不會找水喝，也不覺得渴。

‧吃飯前後二小時不喝水

讓食物在充裕時間裡充份消化吸收。

在對的時刻喝水，此刻喝下的水，深深感受到水在體內順暢無阻的流動著，這感覺真舒服——我愛我自己，我愛我的腸胃。

我不愛他，他也會給我顏色看。這是很現實的問題。如同一面鏡子，我對著鏡子笑，鏡裡一定是笑臉。我對著鏡子臭臉，鏡中也會呈現臭臉。如是因，如是果，絲毫無差錯。

所以當我身體出現種種症狀時，我要問我自己，我要檢視自己，我要反省自己，這些歲月以來，我是如何對待自己的身體的？我有愛過他嗎？我有待善過他嗎？

• 吃飯不再加入湯湯水水

吃東西不再配飲料，乾濕間隔時間。身在乾濕分開的調整中，消化吸收好，屯積減少，身體更輕快輕盈服舒。身體運作良好，細胞有充足陽氣，整個人活力滿滿，神清氣爽，笑容滿面——我愛我自己，我愛我身體。

乾濕分開，氣血循環佳，代謝功能就會增強，身體就會有足夠能力帶走殘渣物質。

飲食中湯湯水水，無法把食物消化吸收，就會不斷屯積，越屯積，體形無止境的打橫發展，衣褲號碼不斷增加，身形不斷擴大。

身體循環代謝不良時，臉部、手腳會出現浮腫、腹部腫脹緊硬，無論站坐睡皆不自在，不舒服很難受。

乾濕不分，腸胃失去功能。身體營養來自於腸胃消化吸收，腸胃「失常」，氣血循環就無法正常供應，而身體也會不斷出現種種不適的狀況。

• 大便成條狀

飯分前，大便稀爛不成形，黏馬桶。大便出來後，感覺體弱氣虛。衛生紙也用不少，浪費很多水沖洗馬桶，浪費資源。

飯分後，大便終於可以成條狀，大便後感覺很舒暢，也只用衛生紙一張就可搞定，環保又節約。

在飯分過程中，有次生病，在床上躺了四十八小時，從早睡到晚，白天不吃不喝，晚上只吃喝三口就不想吃了。

從來沒有經歷過全身疼痛——眼痛、耳痛、牙肉牙齒痛、頸項痛、背部痛、骨頭痛、頭痛、無體力，身體進入大調理大排寒。

躺在床上的二天，心裡在想，當無健康，無體力時，任何自己很想要做事，也力不從心。無體力、無能力去做好去完成事情。

躺在床上病二天，我幾乎快受不了，倘若長時間躺在病床上，或常進進出出醫院，那幸福快樂何在？

我不要躺在病床上渡日，我不要無品質的活著，我要「健康活著」，我不要生病活著，不令雙親擔憂壓力，不造成家人負擔，我愛我親愛的家人，我要年紀越增長，身體越健康，我愛我身體每一個器官，珍惜他，愛護他，先好好愛自己，才更有能力愛親密的家人。

病好後，如獲新生，心情愉快。

珍惜身體，健康很重要。

祝福我自己，祝福我親愛的家人，願大家飯分安康。

實踐者分享7

飯水分離帶來健康、輕鬆與自在

凌秝驊／馬來西亞

我已實行飯水分離飲食法三年半了，我是透過Amanda和翠妕她們在和同學分享時，聽到這麼一個飲食概念，當時就不假思索的馬上去實行、去體驗。

第一天就感受到這方式這麼快就讓我看到了效果，因為當晚就沒有夜尿，第二天早上去走山竟然不像以前一進樹林就有尿意，讓我很不方便，常常找沒有什麼人走且樹木背後小解，所以這麼快就讓我見到如此神奇的效果，有點不可思議。

我本身在二〇〇八年就切除了子宮和一顆卵巢，切除前後都不知用過多少方法來養生，斷食療法、自然飲食療法等等，還吃大量的保健品，看著一大堆的維他命，真的是為他人荷包而活命，吞得我都噁心，可是體質並不見得比以前好，反而感覺到越來越寒，手腳冰冷。同時常常聽別人說，切除子宮的女人一定要這種營養、那種營養，不然的話會怎樣怎樣，一大堆負面的訊息也真嚇人，讓我有很長的一段時間活在恐懼當中。幸好遇到了飯水分離飲食概念，剛開始做了兩個月才買到書來閱讀，真的太棒了！讓我真正瞭解到這飲食法的好處，因為我身體力行去體驗，讓我很有真實性，同時亦讓我脫離了吃一大堆保健品的日子。在過程中，身體有排寒現象，那就是在身體某處會長疹子，反反覆覆，在不同的時間會在不同的身體位置排出，雖然奇癢無比，可是當心裡面知道這個是體質改善的反應，就以接受這個事實來面對，結果大概三個月左右就沒有再出這種疹子了。同時也發現到曾經被我捉傷的地方也不見疤痕，太讓我驚訝了！

習慣了飯水分離飲食法，對於美食的誘惑真的難不倒我，反而覺得慶幸呢！因為讓我更有自律的精神。在這三年多裡，曾經去過韓國親身拜訪李祥文老師，能夠親眼目睹老師本人的風采，經歷了五十年飯水分離還這麼健康，更令我非常願意繼續堅持做好飯水分離飲食法。這幾年的堅持，身體的確比以前更加健壯了，去爬山，甚至去到國外高原處，還是一樣做我的飯水分離法，不但沒有任何不適，反而比別人多了一份能耐，當身邊的朋友知道我做這個飲食法之後都會有跌破眼鏡的感覺，怎麼不覺得妳不夠水分，乾巴巴的呢？當我和他們分享時，大家都願意一試。總而言之，這飲食方式對我來說是一種生活態度，願意去試就一定有效果。

實踐者分享8

神奇曼妙的飯水分離

空雲（李秀治）／台灣

・飯分自然瘦身

跟台北好友，半年未見，二〇一四年九月十九日見面時，好友瘦身八公斤，重點是容光煥發，皮膚緊實細緻，我當下驚為天人。原來好友僅做了半年的飯水分離，就有如此的成效。

雖然我隔天就要去中國新彊省旅行二十一天，但我仍立即開始做飯分。二十一天的旅行，深入南彊塔里木沙漠，環境艱辛，我整天到晚上八點至十點才喝水，原本隨時補充水分的身體會抗議，身心出現微細煩躁，因為飯分違逆原本的習性慣性。尤其飯後水果，新疆的哈密瓜，葡萄的誘惑，令人垂涎三尺，但我仍然忍住堅持做飯分。二十一天的旅行中，二十多位團員，每天輪流生病、腹瀉，而我因為堅持飯分，平安健康，沒有生病。

・飯分使身心大調整

回國後，馬上買來飯分的書，詳細閱讀，印證以前道家師父的斷食服氣，原來是從簡單的飯分開始。

民國九〇年九月，我因開車摔下山谷，身體遭受嚴重的挫傷，昏迷四小時，靈魂出體，死裡逃生，經過十多年來的身心靈整體淨化修練氣功、瑜珈，身體算是健康。

沒想到飯分三、四個月之後，深層微細內傷再度浮現，每天內氣竄不過，氣血有卡卡現象，身體背部痠疼。

胃部偶爾浮現不舒服，臉部下巴有過敏現象，我知道已開始修復脾胃。手心有濕疹浮現，排體內濕寒之氣。

食咽症，獲得調整。我原本中午飯後，很需要午睡休息，否則無精打采，飯分後，沒有午休，精神也很好。

由於喝水少，體重從原本四十六公斤，降到四十二公斤，臉部清瘦，嘴角下巴鬆弛，一副蒼老相，但是臉色好，眼睛炯炯有神，我知道這是身體的大幅度調整過程，我不恐懼害怕。因身體清瘦，引起親友關心、擔憂，我就恢復下午三點或者四點喝些水，晚上八點到十點，也喝水，身體很快胖到四十四至四十五公斤。臉部也變豐腴。

‧細胞活化，身體回春

二○一五年三月，開始吃李祥文老師的離固食，和澐知道的小烤餅，氣血活化加速，全身陽氣韻強，每天、每個月都發現身體的細胞一直活化，身體回春，攬鏡自照，自我感覺良好，常常眉開眼笑。

二○一六年四月六日，從日本北海道回國，在機場的手扶梯跌倒，臉部和小腿擦傷，而破皮流血，我沒有擦任何藥，沒想到二、三個小時後，傷口便神奇癒合，隔天竟然就結疤了，以前經驗——破皮流血，傷口會流黏液，需要擦藥，最快也要三、四天才會慢慢結疤。驀然回首，飯分之後，體質改變了。

・晚年黃金歲月，身心健康

非常歡喜有機會實踐飯分，讓身心健康，而有能力服務人群，將來可以無疾病而終老。

感恩李祥文老師，用生命實驗體證飯分之道，也謝謝澐知道，及羽田氏老師對飯分的推廣。

實踐者分享 9

能遇上飯分是非常有福報的事

黃建中／台灣

從小體弱多病，但因看起來肥壯的身材，大家都以為我很健康，真的是寶寶心中有苦，但寶寶有口說不得。

飯分前拉肚子是常事，感冒也是常事，不容易好，就算打針吃藥，拖上一個月是常事，同學朋友勸去檢查，也檢查了，但查不出有什麼問題。

痔瘡、腰痛、半身麻痺感、一隻腳無力、白天無精打采，晚上頻尿夜不安眠。

時好時壞，如果全部到齊一起發作，就有輕生的念頭，那種煎熬常人無法想像。西醫檢查、中醫藥方、針灸整脊、生機飲食，全部都試過，但無效。還求助宗教，念經打坐，什麼功課都做，還是無效。

在無計可施下，自己開始讀中醫書籍，自修道學醫學，此時身體有改善，但很慢，慢到我想放棄，連生命都想放棄。

我妹曉鈴一〇三年二月介紹飯分給我，我利用春節時間看完書，知道這是中國修練辟穀法的現在法則，看完後，立刻進入三餐修練，不久，拉肚子的情況改善了！

身體不適應感減輕了。

經過三餐飯分半年，買手機上網，進入社團，哇！好多前輩很熱心建言指導，讓我進入兩餐修煉，結果改善了白天精神與夜晚頻尿，也改善了睡眠品質。

兩餐半年後，身體逐漸改善，陽氣養生，在一個契機下，進入一餐修煉。一餐修煉讓我的內臟器，進入大修復，筋骨也在調整。不僅疼痛降低，腰痛減少發作，智慧開啟，細思未來之路，喜歡接近人群，也喜歡出門遊山玩水，更開啟光明面。

最近在減食，準備煉斷食，讓身體升級。

加油！

實踐者分享 10

健康情況明顯改善，尤其是困擾多年的乾癬症

蔡瑞興／台灣

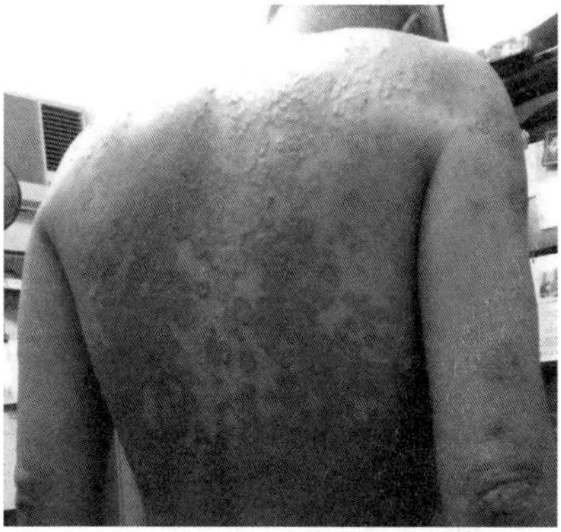

隨著社會的進步，生活步調的改變與空氣的污染，造成了所謂「社會文明病」的產生，專家分析主要的原因是由於吃垃圾食品、熬夜與工作壓力等所造成，當然我也是社會文明病的受害者，以下來談談我得病與整個治療的過程。

我得病的原因：

民國八十九年我得了牛皮癬也稱銀屑病，西

醫稱為乾癬或脂漏性皮膚炎，未得病以前我長期喜歡吃一些垃圾食品，例如蠶豆、魷魚乾、花生、泡麵、薑母鴨等食物，而那些食物大多含有防腐劑，多油與辛辣，它是使我免疫性系統失調而造成牛皮癬的主要原因。

何謂牛皮癬？牛皮癬的症狀是深粉紅色及分界明顯的斑塊上覆蓋有銀白色的落屑，一般出現在頭皮、膝蓋、手肘和身體上半部，會有輕微或嚴重的搔癢。

造成這種皮膚失調的原因來自於皮膚表皮細胞繁殖再生比正常人快十倍以上，好發部位為膝蓋、手肘、頭皮等。隨著基底細胞快速達到表面而剝落死亡，產生覆蓋銀白色鱗屑的紅斑，造成令人極度疼痛的感覺並伴有水泡和滲液的產生。

最近研究顯示牛皮癬可能是人體免疫性系統失調所造成，而人體免疫性系統包括：白血球、T細胞等等。這些細胞在正常情形下是要保護身體，對抗發炎和疾病的，然而當免疫性系統不正常時就會產生過多的T細胞，而這些T細胞就會誘導皮膚過度再生，少數個案則是因遺傳基因的問題而得到牛皮癬。

談談我治療的過程——

・看皮膚科醫師：

民國八十九年我得病時開始只是頭部有幾處輕微的紅斑，所以並沒有特別去理會它，也沒有改變飲食習慣，只是去西藥房買皮膚藥膏來擦，後來情況更加惡化演變成頭部有好多處的紅斑並結一層皮，因而陸陸續續去找了好幾家皮膚科醫師，他們總是說我的皮膚病主要是因為工作壓力太大與不良飲食習慣所造成，建議我壓力不要太大，不要吃太辛辣與太甜的東西，醫生使用類固醇藥膏與搭配紫外線照射來治療，我開始避免吃太辛辣與太甜的東西，陸陸續續就這樣大約看了將近九年的皮膚科醫師，但是病情並沒有真正好轉，時好時壞，而皮膚科醫師只是說牛皮癬或脂漏性皮膚炎只能控制不再惡化而無法根治，由於長期擦拭類固醇藥膏反而造成皮膚異常而表皮變紅。

・看中醫師：

放棄西醫後接著跑去看中醫，中醫師診斷說我的病因可能是火氣太旺所造成，因而開了一些降肝火的藥，看了將近約一年的時間，但是病情並沒有實質改善，從此以後就未再去求診。

・吃健康食品：

在因緣際會之下，我內人在衛生所作婦女篩檢時認識了一位作直銷的太太，接著就被邀約去詳細了解，他們極力的推薦他們的健康食品不僅可以增強免疫性力而且能治療嚴重的皮膚病，很多皮膚病患者穫得改善與治癒，抱著姑且一試的心理，花了一些錢買了一些健康食品來吃，例如乳酸菌、樟芝液、餐包等等，陸陸續續大約吃了六個月的時間，覺得腸道是有了改善不再飯後拉肚子，但原來的皮膚病症狀沒有改善反而更加嚴重，後背與手腕更多了幾處銀白色鱗屑的紅斑，而他們說這些情形是由於排毒的現象，但我覺得不對勁因而停止繼續服用健康食品，回想起來是因為服用健康食品後免疫性力增強而造成自體免疫性的疾病更嚴重，反而使免疫性系統失調傷害自己的皮膚，再一次又花了一些冤枉錢。

・認識飯水分離飲食法：

在對自己多年牛皮癬症狀完全絕望的狀態下，透過內人的介紹因緣際會認識了飯分。

聽完飯分的講座後，抱著姑且一試的心態，自民國一〇五年二月開始實施飯分，實施飯水分離的要領是：㈠吃完早餐後維持二小時後才喝水。㈡午餐只吃兩個饅頭維持二小時後才喝水。㈢吃完晚餐後維持二小時後才喝水。

飯分後整個飲食習慣完全改變，變得比較有規律，不像以前有暴飲暴食的習慣。

自飯分至今，我發現有以下的成果：

1. 減重：體重大約下降了五公斤，而且有一直維持的現象。
2. 腹瀉的情況完全改善：以往用餐完後都會有瀉肚子的情況，飯分後已不再發生。
3. 頻尿的情況已有改善：以往晚上會有頻尿的情況，整晚會起床小便至少二次以上，飯分後已明顯改善，整晚有時會起床小便一次，但經常會一覺睡到天明。
4. 我的乾癬已經有明顯的改善，成果如下：

a. 洗頭幾乎已經無頭皮屑
b. 頭部已不像以前會有紅腫的現象
c. 身體乾癬部分的痕跡已慢慢消失

當然對於身體的其他改善會因人而異，期待我的乾癬能藉由飯分的修煉而痊癒。

• 結語：

我深深覺得飯水分離飲食法的成效是非常神奇的，只要大家保持恆心與毅力，按照飯水分離的要領實施，搭配正常的作息、適當的運動、正確的飲食與保持愉快的心情是維護身體健康的四大要素，大家對飯水分離飲食法所預期的效果應該可以呈現，在此期盼各位飯友們能藉由飯分而獲得疾病的改善，當然也要藉此感謝羽田氏老師與建中不餘心力提倡飯分以及我內人介紹我認識了飯分，願藉此和大家互勉。

實踐者分享11

飯水分離利己利人

劉富華／台灣

進入飯分迄今三年有餘，本身於六年前罹患大腸癌，經過開刀、化療，三年多前因緣際會下，經友人介紹進入「飯水分離陰陽飲食法」的領域，經過再三的翻閱書籍後，初步認識了書中所指的：如何提高免疫力及提高自癒力？這是患有癌症當務之需，心想在不用改變生活作息及花費任何金錢的情形下，而能改變體質，進而對抗癌細胞的擴散，何樂而不為呢？故秉持「相信」為前題，一直走到今天。

三年多未回診，並不是因為「鐵齒」，只因我對「飯水分離陰陽飲食法」

有著相當的認識及信心，其間翻閱書籍就不下十遍，細嚼著李祥文老師畢生對身體細胞所需環境的剖析，覺得不無道理，健康的不二法門取決於溫度，更「感恩」他對世人的貢獻。

以下是我個人及身邊一同飯分的朋友的例子：以前我個人的早餐，在饅頭乾食後，都一定接著喝一杯豆漿或五穀漿（這是現今一般人的早餐習慣），然而常有頭痛的問題存在，但經改變成飯分飲食法後，就再也不曾發生「頭痛」的問題，後來才理解出其中道理：腦袋裡裝著重要的腦漿外就是需要大量的「氧氣」，而氧氣是如何產生呢？就是靠消化食物後所產生的陽氣，轉換成氧氣，再推至腦部，就是所謂的：頭要保持冷卻，身體要保持熱度的原理。

其二：有一位乳癌飯友，經過化療過程時，必須吃含有類固醇的藥劑，所以身體常常出現過敏、騷癢現象，必須要到醫院注射才能止癢，但卻不能徹底改善，只好每月就要到醫院報到注射一次，但經過飯分飲食法後，根本改善了此症狀，她更因當年生孩子所造成的痔瘡，及長年睡到半夜腳抽筋也一併痊癒。

其三：有一位乳癌患者，因常常感冒，到中醫看診，中醫師告訴她說：妳不能常常感冒，這樣妳的免疫力下降，癌症復發的可能性會提高！她心想：誰願意常感冒，誰不想提高免疫力，但中醫師卻束手無策，所開立之藥方無法改善體質；得知後，我就告訴她一些飯水分離陰陽飲食法的基本觀念，及飲食需改變（她以往早餐均以蔬果、精力湯等生冷飲食為主），提升陽氣，我就教她製作烤餅，遠離生冷蔬果。施行迄今近九個月，未曾聽聞她再感冒，由此可見，早餐是提升陽氣的時段，非常重要。

其四：有一位澎湖友人，自小汝素，廿多年前一次車禍，造成腳部受到傷害，外表雖已痊癒，但每到夏天只要溫度超過三十二度左右，患部即會奇癢難耐，中、西醫看遍都無法根治，中醫師告訴她：是因為身體太濕而造成的後遺症，卻不知該如何根治，經過友人得知「飯水分離陰陽飲食法」後，早上改吃烤餅，及努力實施「飯水分離」，今年在高溫下，腳部再也沒有發作，由此可見，這種飲食習慣的確可以去除體內的「濕」與「寒」。

最後，在此感恩羽田氏老師在全國各地舉辦講習外，還要感恩李祥文老師，以自己的身體實驗五十餘年，其間所受的苦，相信不是一般人能承受的；更相信它是未來醫學的指標寶典。

實踐者分享12

飯水分離讓我越來越穩定、有自信

鄭淑嬪／台灣

年輕還沒飯分前，人很瘦很瘦，身體一直處於頭痛、胃痛、生理期亂七八糟，毛病不斷的狀況中，所以一直非常積極在找尋各種養生法。坊間的養生氣功、生機飲食、健康食品等等，只要聽過，都會想辦法嚐試。所以每個月所賺的錢，扣除開支，幾乎全都花費在養生、健康食品上，這樣的日子，一直進行超過十多年之久。當時的我雖然很會賺錢，身邊卻沒有任何積蓄，身體狀態也不見改善。而且震驚的是，身邊有兩個好友，和我一起使用健康食品，最後竟也因癌症而過世了。

飯分前，月經期間常常血流成河，血紅素偏低，數值為4，貧血頭暈，開車走路時，常因暈眩停在路邊不敢也無法繼續前進。睡眠品質不好，小腹游泳圈明顯，常拉肚子，臉色長期灰暗，心情不開朗。

自從看朋友吃生機飲食與健康食品最後還是因癌症離開，當下決定捨棄這條路。在網路上搜尋發現飯分這個養生法，剛好高雄有場飯分座談會，我就報名參加。聽完後，買書看書，開始飯分，三餐，兩餐不定，因為工作時間不穩定，但是遵照書中寫著，飯與水分開食用。也就是吃飯前後兩個小時不喝湯不喝水，將飯與水分離。

就這麼簡單，第一個月拉肚子的情形就改善了；因為脾陽的養成，生理期血流成河也慢慢收減成可以只用一般衛生棉，不用再墊那產婦用的厚厚產褥墊了，這真的太神奇了；很多朋友反應我的臉色變亮，不再暗沉；平常的睡眠障礙好了，每天都變得好入眠；最高興的是，困擾好久的耳鳴，有天突然發現也好了！

飯分也將我情緒方面的急躁不安做了大大的調整，我的情緒不會再因一點點小事或別人的一言一語而大起大落或存放心中在意很久。

遇見難事，比較不會慌亂，會先以自己穩定的情緒去面對，所以常常都可以自然而然把每次大大小小的狀況，都很平穩得處理好。

飯分是一種習慣，久了也不覺得有什麼困難的，只要將習慣養成，自然而然地，喝水時間就開心的喝水，吃飯時間就開心的吃飯，這也就是飯分的重點。

我感謝飯分讓我越來越健康，也越來越有自信，因為不花大錢，存款也越來越多了。

感恩羽田氏老師和美藍老師一路免費盡心的指導與帶領。因為飯分，我變得越來越健康，我的人生，也因為飯分而越來越富足，越來越美好！喜悅！感恩！

實踐者分享 13

飯水分離喚醒我走向覺醒的道路

林富英／台灣

有天見到身旁同事又再鬧胃痛頭痛，見她吃中藥也已好長一段時間，但一直不見好轉，因飯分的習慣，便好奇觀察一下她的飲食，發現她工作忙常沒吃早餐，而空腹喝黑咖啡，每天中午外出吃飯，一定買三包水果回公司，因為喜歡吃水果，心想這種吃法，只會讓胃更受傷，病從口入，自力勝於他力，如果自己對身體發出的聲音不覺醒，華佗再世也難治。

想想自己二年多前接觸飯分因緣，只是朋友來訪介紹一下，當天就開始嘗試飯分，加入了飯分的社團，我並沒有重大疾病，但知道自己脾胃功能差，常常手腳冰冷，身體循環差，而飯水分離只要從飲食習慣去改變，不需要吃藥，不必花錢，就可以感受身體的變化，進而得到調整，為何不試試？

於是我買書開始研究，遇到問題就到社團爬文了解，因發生無法熟睡問題，我報名去聽講座，讓自己有更清楚的概念去執行飯分，也尋獲解決睡眠方法；因身體開始出現濕疹，進而參加飯友同學會，再從飯友們彼此分享中，知道身體排濕的濕疹反應是必經過程，讓自己信心增長，繼續走在飯分的路上；經過一年時間，我的體重代謝掉將近十公斤，為了考驗自己又報名參加「飯分一日修煉營」，重新檢示自己對飯分的認知，覺受到身體的開心，也對昭川老師無私的指導深受感動。從此澐知道便是我經常出入請益的地方。

在飯分二年中身體歷經了燥熱難睡、皮膚排濕的濕疹，與咳嗽肺部排痰的過程，學著與身體的對話，不再心慌仰賴醫藥，因喚醒身體的覺知，及體內熱循環的啟動，人更清明去覺受外在環境，開始往心靈層面探求；感謝飯分緣份讓我走進澐知道，進而接觸到脈動瑜伽，進入身心層面的轉化，開發自我的覺性。

從對的時間吃對的食物，到找對的方向走對的道路，在這二年多來最大感受是開心做自己，能讓自己開心是一件幸福的事！感謝當時紀宏介紹的飯分因緣，感謝澐知道美藍老師一路如沐春風的脈動引導，更感謝昭川老師一直以來如太陽般溫暖的提點教導，進入羽田氏的養生修煉。學習路上有善知識相伴真是開心與感恩啊！

飯水分離是讓身體覺醒的一條路徑，「此身不向今生度，更待何生度此身？」祈願走入羽田氏的養生修煉中啟動生命的密碼，進入靈性的覺知，不枉此行此生！

實踐者分享14

飯水分離改變世界

曾子蓼／台灣

跟大家分享一個觀點。我們都知道一個長期生氣、長期擔憂、長期緊張的人生病比例比較高，甚至是導致重病的主因。請放鬆並相信自己。「飯水分離」有什麼了不起。他不神奇，是我們人類讓自己的世界走到這步田地，所以覺得將吃跟喝分開便是大事。事實是，他「本來」就應該是這樣過日子。

開始做時不用太敏感，很多身體的變化（不是全部）是心理因素，像是──「我做了一個特別的program，會怎麼樣，我的身體水會不會不夠等等之類」的想法。如果身體發生變化，便異常敏感。接下來便需要花更多時間去處理跟飯分無關的事情。甚至有人會「繼續」用限制性思維下結論評判飯水分離飲食法。

這是一個巧合，一個機緣。你認識飯分，去試它，去感覺它，去觀察它。他不一定適合每個人。但你在學習認識你的身體，培養跟它的關係。很簡單，不要緊張。更不要管別人怎麼看（又產生心理上的變化）。去實踐它，對每個身體的反應保持觀察並信任，不要下結論。慢慢來。一開始簡單做，飯後一小時不喝水，接著兩小時。再看自己作息，選擇一日三餐、兩餐或一餐，之後羽田氏老師的進階版等。身體有一些反應是正常的，不需要太快去歸類這種現象（因為過兩天你有可能打臉）。

飯水分離沒有改變任何事，只是調整喝水時間。

人類發展至今已經走到一個死胡同，繞不出自己架構出的幻境，而這幻境是以恐懼為基礎。唯有靠智慧，喚起內在自我價值，才有解套的可能。我相信一件事，如果一百年前開始，從學校就開始讓小朋友使用飯分過生活長大，我們現在必定有著不一樣的世界，整個飲食鏈、學校教育、生活環境、商業模式及人際關係會打造出一個新社會。

你將建立一個新的實相，你會感覺信任，感覺關愛，感覺美好，創造每一個新經驗。我們會用健行代替宴會、歡慶、商業上的成功。

因為飲食跟基因，我們身體變化的困難點在於——每一個人的狀況都會不同，而且隨時會變。有人因為冥想，癌症便自行消失，有人吃的超級健康，疾病卻隨之而來。

學習跟自己的身體變化相處，變得喜歡自己。這是飯分能給你的另一個禮物。

簡單做，慢慢來。你無法跟別人一樣，因為你不一樣。

實踐者分享15

飯水分離讓我相信自己、了解自己

王章誠／馬來西亞

認識「飯分」是我步入中年後的「轉捩點」，從小到大，腸胃都不調和，經常拉肚子、胃脹風，看過無數中西醫，也照過腸胃鏡都無發現，但束手無策。中醫說腸胃敏感，西醫說得了IBS（過敏性腸綜合症），而開給我很多西藥，但都治標不治本。曾上網看了很多有關IBS的治療方法，也試著用「食療」去改善，所有方法在實行後都只能暫時緩解，並不能解決多年的老毛病，也不知是年老或是工作壓力的關係，身子骨一天比一天虛弱，早上起來一旦上了「一號」，沖了涼後，就有種虛脫的感覺，全身乏力、氣短及心跳不規律等。

二〇一五年，因左臂痛得難以入眠而入院檢查，照了心電圖後並無發現心血管有堵塞的問題，後經醫生建議做了MRI測驗，結果發現頸椎骨C5，C6 & C7長了骨刺及椎間盤脫壓進神經線導致疼痛，醫生當時建議開刀置入鈦金屬片修正。之前我曾上網找資料，而得知頸椎病也可能引起胃脹氣，所以天真與無知的我就在頸上讓醫生開了個洞把鈦金屬片置入，希望通過此手術可以醫好我的頸椎及胃風問題。結果我錯了，手術後除了左臂沒再痛以外，其它都沒獲得改善反而有手術後遺症——如果太專注看電腦，頭會不平衡，還有今後再也不能做劇烈運動。這還不要緊，最令人擔憂的是手術後元氣大傷，從原有的體重六十公斤下降至五十二公斤，體力與氣力比手術前更差。雖然在調養期有進補，可是越補越糟，胃脹氣更為嚴重，感覺整個人都垮了。

就在絕望的時候，巧遇寺廟一位長駐法師——覺傳法師從納米比亞回來巴布亞新幾內尼亞探望我們，法師第一眼看到我就問我為何這麼瘦與憔悴？我告訴法師手術後腸胃不調和，當時法師就跟我說你要不要試試「飯分」來改善腸胃問題，並吩咐我上網加入臉書「你，飯水分離了嗎？」了解更多。說實在的，我當時並沒有把法師的話聽進去，心想這是什麼玩意，「飯分」可以治療腸胃病太不可思議了吧！

一星期後再回到寺廟，覺傳法師二話不說就遞上《飯水分離陰陽飲食法》一書給我，我這個人好奇心特強，於是回家後兩天內馬上把書看完，這才恍然大悟，原來我的胃脹氣無法根治是在於我平時的飲食習慣，每天一早起來就灌兩杯水，上了「一號」後就洗頭沖涼，吃飯半小時前喝一杯水，飯後也一杯水，每天強制自己最少喝八杯水，常吃生菜與煎炸食物，這些年來都把身體寒氣逼上極點還不以為意。

隨後在第三天後（二〇一六年一月十八日）我開始了飯分的第一天，早上起來沒喝水及沖涼，喝水都在飯後二小時，體溫雖感覺有點熱，但腸子卻沒「咕嚕咕嚕」聲，飯分第二天起來上「一號」，我真不敢相信很順暢的拉出一條形狀的，不像以往那樣，便便都是「黏黏」的，當時心裡特別興奮，心想這次有救了，不必花錢看醫生吃藥，真感謝覺傳法師把飯分推薦給我。

回到公司後立刻上網加入「你，飯水分離了嗎？」，被批准加入後就馬上看完裡面的檔案，發現裡面大部份飯友都面對腸胃問題，也同時發信訊給羽田氏老師請求指引，還聯絡了張彩明老師，感恩彩明老師給了我許多飯分資料。在這期間，大部份書裡說的排寒現象都一一發生在我身上，甚至於飯分後體重從五十二公斤一度下降至四十八公斤都無畏懼，因為除了體重以外，其餘的精氣神都比之前好。

飯分後至今未曾吃過一粒胃藥，也把所有保健品都扔了。曾有一段時間喉嚨痛及咳嗽了一星期，我仍堅持不看醫生不吃藥，只照著羽田氏老師的指示斷水及斷食一天，隔天就痊癒了。飯分真是太神奇了，至今把此療法告訴身邊的朋友，他們都不相信，還說醫生總在囑咐喉嚨痛要多喝水，說我的理論與方法不合「邏輯」，我也無言以對，自己的身體好壞自己最清楚。

飯分後讓我多聆聽自己身體發生的信息，多留心自己身體的反應，自己的身體自己負責，自己做主不要盲目的聽信網上的「健康」之道（什麼吃這個對某個身體部位好，什麼每天要喝至少八杯水等）今後我的身體我做主。

以上所寫全為事實，絕無虛言。

實踐者分享16

飯分的我好快樂

潘淑文／台灣

一、個人背景：

•2015.5.15開始飯分

四十九歲，61.5公斤，158公分

職業婦女，三個小孩

・飯分前的身體狀況：

1. 二十八歲時左膝跑步受傷，未完全痊癒，左膝關節中心有隱隱的酸痛感，之後站立時習慣重心偏右腿。
2. 三十歲時打字過勞，右手腕關節酸痛，一直未改善（三十五至四十歲曾育嬰留職停薪，也沒好）。
3. 四十六歲時開始出現右側五十肩，料想是右手腕關節酸痛，右手重心傾向上抬所造成。
4. 四十八歲時再加上手指關節、手掌酸痛，難以消解。
5. 另有水腫、便秘、疲倦、不易入睡、早上極不情願起床等情形。

二、飯分的實踐：

・第一期：

從一日三餐，餐後一小時飲水開始（餐食內容未特別調整）。

歷時三個月，減輕約四公斤。

•第二期：

一日三餐，餐後二小時飲水（餐食內容未特別調整）。
歷時三個月，再減了約二公斤。

•第三期：

一日二餐，午晚餐，餐後二小時飲水。
（餐食內容未特別調整，但開始減少吃水果、豬肉、甜食。）
歷時三個月，再減了約二公斤。

•第四期：

一日二餐，有時午晚餐，有時早晚餐，餐後二小時飲水。
又減少奶、蛋的攝取。
早餐、午餐自理，有時吃烤餅，有時吃濾蒸飯＋薑黃粉＋黑胡椒粉＋雞肉

＋韓式泡菜。

晚餐吃媽媽煮的餐點，一般家常菜（避吃豬肉、蛋、寒性蔬菜）。

歷時五個月，再減了約二公斤。

- **近期喝水情形：**

吃早餐（八點～九點）不吃午餐的話，二小時後喝咖啡＋肉桂約一百五十毫升或人蔘茶五十毫升；下午一點之後再多喝一點，如：雞湯、薑汁＋紅茶、黑豆水、薏仁水、杏仁茶，約六百～八百毫升。

早餐沒吃，吃午餐（十二點）的話，下午二點～四點喝東西（前述飲品機動安排），約六百～八百毫升。

晚餐（晚上六點半～七點）後，晚上九點～十點半吃水果（蘋果、葡萄、櫻桃為主）或喝東西約二百毫升。

三、飯分後身體的情形：

一、消水腫、體重減輕、體態輕盈、皮膚緊緻、氣色變好。
二、五十肩有改善，但未完全消除。
三、左膝關節中心的酸痛、右手腕關節酸痛、手指及手掌的酸痛還沒有解決。
四、便秘有改善，但未至完全順暢。
五、比較容易入睡，不過早上依然極不情願起床（約睡八、九小時）。

四、補充報告：

六月底，調整為午晚餐為主，早上不喝水。
七月十一日至十四日，嘗試一日一餐。
七月十四日十一時吃了一點宵夜，七月十五日至十七日嘗試斷食、斷水

（三個小孩去奶奶家過暑假）。

十五、十六日，大抵還能斷食、斷水，兩天裡作了簡單的家務，各出去散步了二十分，睡了很多。

十七日覺得脫水、乾熱、虛弱，沒出門，間歇性喝了一點NONI及黑糖薑水，累積起來可能喝了有八百毫升。想想隔天還有工作，最後於十七日晚餐時吃了黑米飯＋豆干復食，結束六十四小時的斷食。

• **心得：**

1. 第三天斷食時的虛弱感，讓身體完全放鬆了，可惜沒有勇氣再延長。
2. 體溫升高，提供了對抗酸痛的力量，但持續不到三天，成效有限。
3. 便祕依舊，第一天早上解了一點硬便，之後即無排便，復食後的星期一有再解一些硬便，還是不順。

• **成果：**

1. 斷食結束時的體重48.2公斤。

2. 酸痛紓緩些，雖然仍有一些頑固的酸痛留存。

3. 體溫偏高，精神較好，不過入睡有障礙。

七月十二日，美藍老師指導我運動手指、手腕及手臂，之後持續操練，迄至八月初，五十肩改善許多，不過手指、手腕酸痛仍未消解。

目前，有時兩餐，有時一餐。只吃一餐，中間因社交可能需要喝茶，就會預先在一、二個鐘頭前吃點烤餅。

以上，請指教！

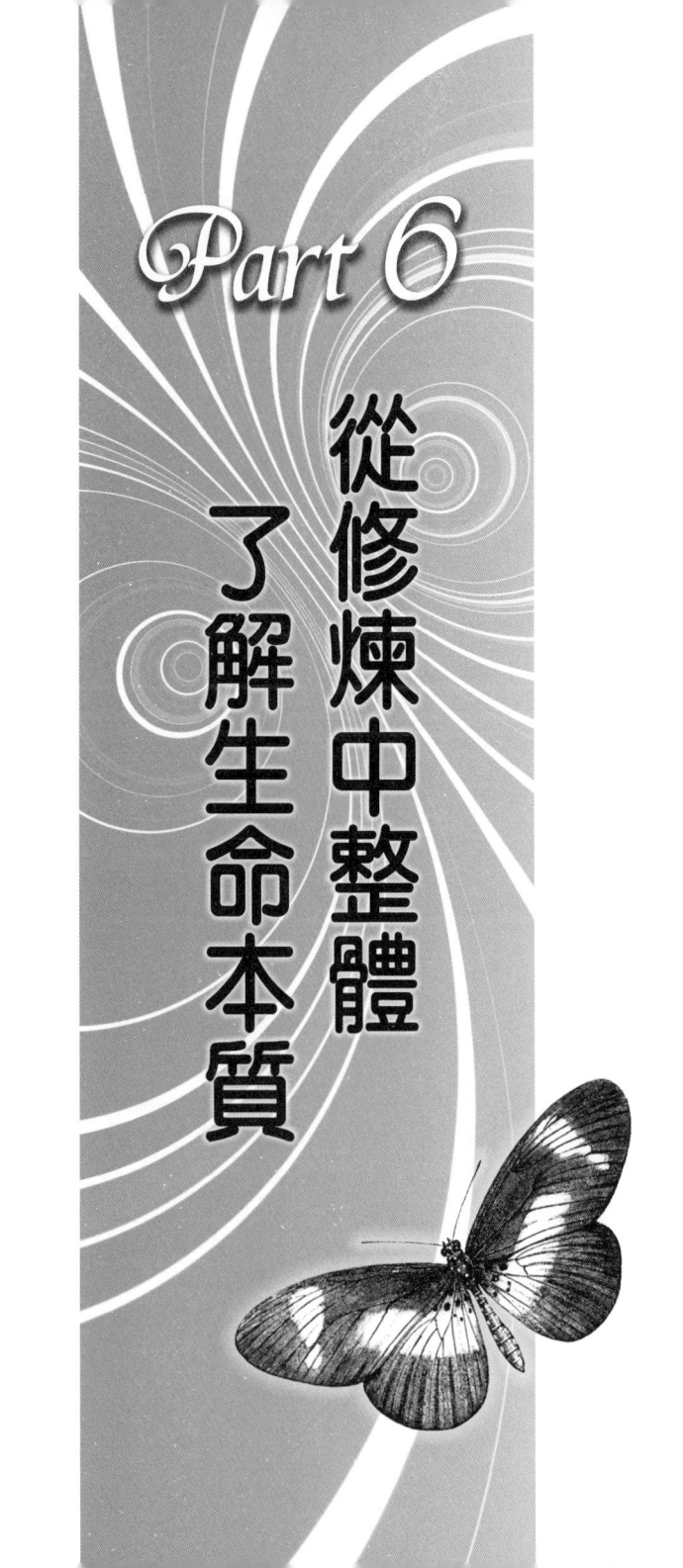

Part 6

從修煉中整體了解生命本質

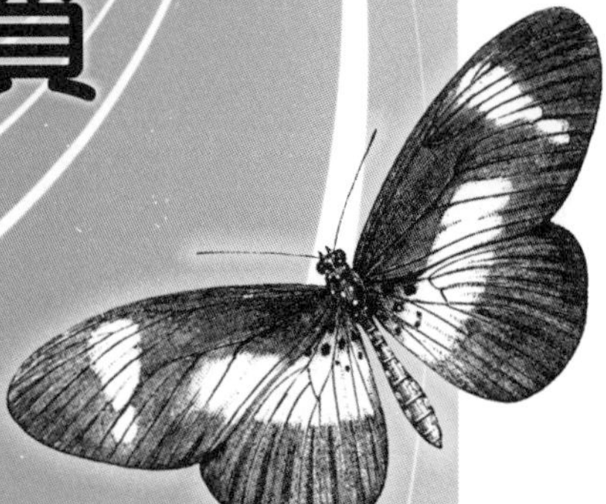

從飯水分離中看到一位女性，因堅持而獲得大轉變！

飯友莊林海倫寫到：

飯分一年了，漸漸了解，飯分不是一種看時間吃飯喝水的事，也不是這也不吃，那也不喝的超級養生法！完全取決於一種態度，一種對自己負責的態度，一種疼愛自己的態度！

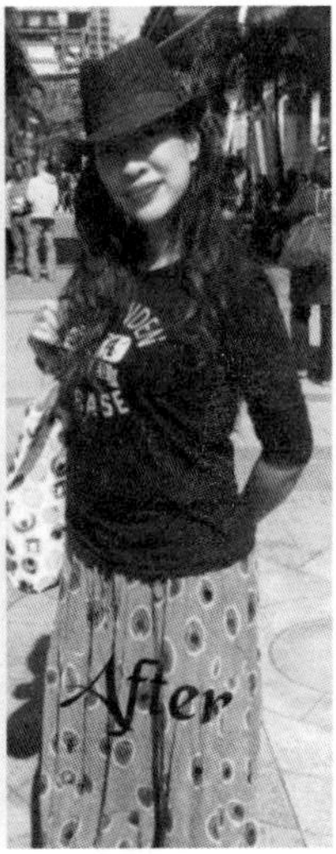

（飯分後）

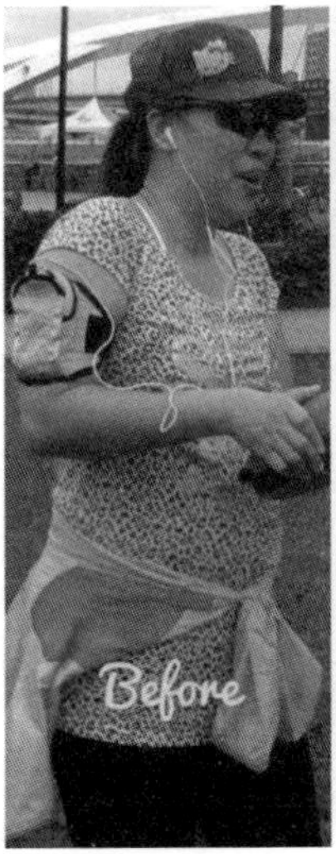

（飯分前）

吃的東西對了，身體自然美給你看！都不用你刻意，她就自然開展！

我已經離體重計很久了，因為我也不再管數字這件事，對於少了一個甲狀腺的我來說，這樣的狀態我已經很感恩，非常感恩！

飯分一年後，我想談的不再是我變得多瘦！或是變得如何美麗動人！而是自己為什麼要持續下去？一年是一種開始習慣，開始會以為自己都還算懂的盲點期，其實很多事才剛開始而已。在這一年我探索我自己身體的語言，懂得自己，了解自己，你能不美嗎？

不管你還在觀望，還是新手中，飯分這件事是如人飲水冷暖自知，唯有你自己走過，自己才會知道自己潛能有多大。

K飯友分享：

我做飯分，都有在記錄觀察自己的飲食跟身體的變化。把生命拋下去實驗觀察吧！一般人都是用知識觀念在主導生命，不相信生命本身就會是最好的醫生。其實飯分只是讓我了解，我內在的靈性智慧是最好的醫生，讓祂自己運作，別用我學來的營養學觀念強迫身體要怎麼樣才是健康。傾聽內在的靈性，傾聽身體吧！祂會指引，李老師也是實驗自己，我們也客觀實驗吧！

• 飯水分離之整體精神

(1) 與大地陰陽同步的飲食法

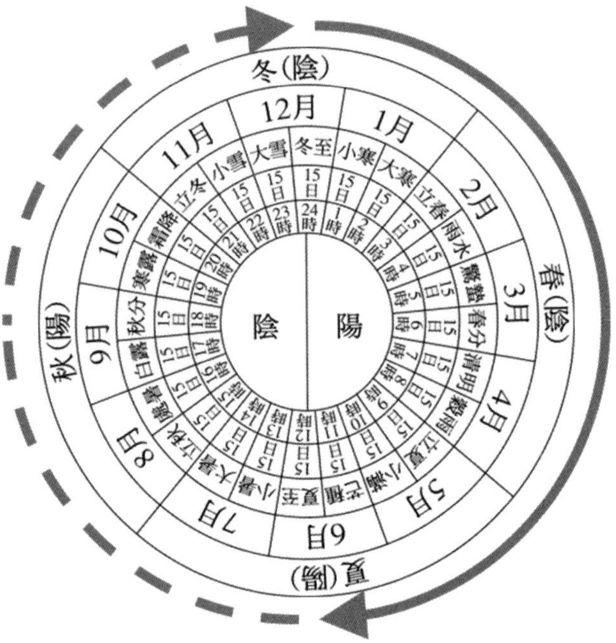

12:00-24:00
陰氣韻產生
陰氣韻時間滋陰

00:00-12:00
陽氣韻上升
陽氣韻時間養陽

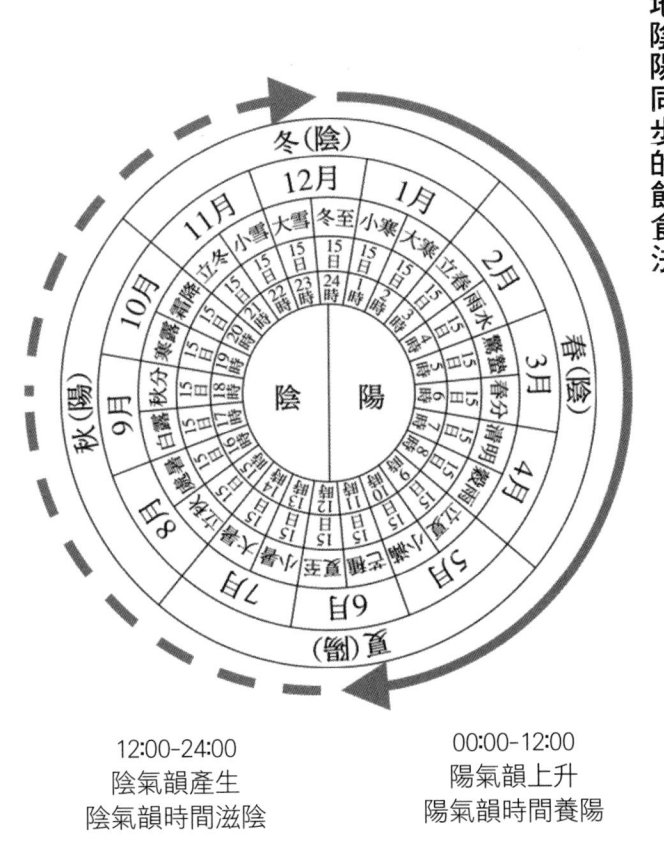

(2) 唾液腺體的開發，增加吸收力

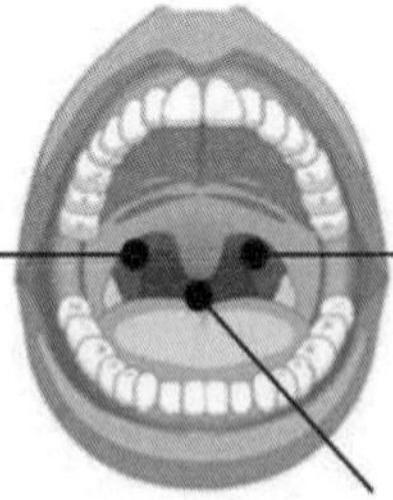

(3) 開啟「胃」的覺知力，就不會過度「食」與「飲」，自然而然迴避垃圾食物、人工添加物、過甜糖品、人工飲料、油炸物或不純的食物

(4) 斷水修煉找出水平衡以及身體與食物純淨關係

(5) 斷水修煉找出能量平衡

(6) 斷水與斷食修煉找出身心平衡，與內臟機能的和諧。透過飯水分離飲食修煉進入雙向覺察

❶ 飲食覺察

現代人飲食上的四大問題：

1. 酸毒（積食）
過食魚、肉、蛋，造成血液酸性，或過食、勞累，造成代謝不完整。所有過敏原都是這樣產生的

2. 寒毒（過度強調多喝水）
吃冰、冰冷食品、過食生菜、冷氣造成身體寒氣

3. 食品添加物與不當加工處理
人工假奶、假蛋、合成品、人工甜食等，造成氣機停滯（參考八正文化

《糖的恐怖真相》《致命的飲料》）

4. 營養學氾濫，無法從臟腑機能探討

如：多補充蛋白質、補鈣、多喝水、多吃蔬菜水果等，使身體使用呆板而無法陰陽調和

5. 了解糖的恐怖真相——胰島素之探討

❷ 身心活動覺察

你！上火了嗎？

身心靈是整體活動，但從飯水分離提出不渴不要喝水，意謂著你必須經常去覺察你的身心活動中的飲食、心態、作息等等。口渴怎麼辨，並不應該是頭痛醫頭腳痛醫腳，因此奉勸修煉者從修煉中去覺察與學習，從「飲」與「食」中了解體內適性，並非雞鴨魚肉、生猛海鮮樣樣可以吃，不同組合就有不同結果。經常熬夜與劇烈運動都不是養生的中庸之道，真的心火、肝火上升了，也要知道如何降火，與學會自我放鬆與休息、經常反觀覺照自身的身心靈狀態，

才能活出美好生命。

《素問・舉痛論》：「（余知）百病生於氣也，怒則氣上，喜則氣緩，悲則氣消，恐則氣下，寒則氣收，炅則氣泄，驚則氣亂，勞則氣耗，思則氣結。」說明習氣影響健康，使臟腑功能失調而致病。

心臟發生熱病時，先覺得心中不愉快，數天以後始發熱，當熱邪入臟與正氣相爭時，則突然心痛、煩悶、時嘔、頭痛、面赤、無汗。舒緩方式從手少陰心和手太陽小腸經著手。

脾臟發生熱病時，先感覺頭重、面頰痛、心煩、額部發青、欲嘔、身熱。當熱邪入臟，與正氣相爭時，則腰痛不可以俯仰，腹部脹滿而泄瀉，兩頷部疼痛。舒緩方式從足太陰脾和足陽明胃經著手。

肺臟發生熱病時，先感到體表寒冷、毫毛豎立、畏惡風寒、舌上發黃、全身發熱。當熱邪入臟，與正氣相爭時，則氣喘咳嗽，疼痛走竄於胸膺背部，不能太息，頭痛得很厲害，汗出而惡寒。舒緩方式從手太陰肺和手陽明大腸經著手。

腎臟發生熱病時，先覺腰痛和小腿發痠、口渴得很厲害、頻頻飲水、全身發熱。當邪熱入臟，與正氣相爭時，則項痛而強直、小腿寒冷痠痛、足心發熱、不欲言語。如果腎氣上逆，則項痛頭眩暈而搖動不定。舒緩方式從足少陰和足太陽膀胱經著手。

肝臟發生熱病時，左頰部先見赤色；心臟發生熱病時，額部先見赤色；脾臟發生熱病時，鼻部先見赤色；肺臟發生熱病時，右頰部先見赤色；腎臟發生熱病時，頤部先見赤色。病雖然還沒有發作，但面部已有赤色出現，就應予以刺治，這叫做「治未病」。熱病只在五臟色部所在出現赤色，並未見到其他症狀的，為病尚輕淺，若予以及時治療，則至其當旺之，病即可愈；若治療不當，應瀉反補，應補反瀉，就會延長病程，虛通過三次當旺之日，始能病癒；若一再誤治，勢必使病情惡化而造成死亡。諸臟熱病應當汗出的，都是至其當旺之日，大汗出而病癒。

飯水分離修煉者遇到上火之因應方式，降火後就回歸斷水調整體內濕。

(7) 停止喝過多的水，進而除濕排寒，調節陰陽

(8) 從四季體質養生法中了解體質，領悟滋陰補陽的妙用，而非不吃不喝

(9) 交替修煉活化細胞，進入體內環境改造與深沉調理

❶ 交替修煉：前期修煉的核心

一日兩餐可以和一日三餐交替，根據自己的體質每一或兩個月自由調整。

如下列範例所示，將週期逐漸拉長：

一日兩餐一個月，然後一日三餐一個月

一日兩餐兩個月，然後一日三餐兩個月

一日兩餐三個月，然後一日三餐三個月

一日兩餐四個月，然後一日三餐四個月

一日兩餐六個月，然後一日三餐六個月

❷ 交替修煉：後七年修煉之前三年半中的細胞轉換

第一次6個月：老化虛弱細胞有50％轉換為活力充沛的細胞
第二次6個月：老化虛弱細胞有98％轉換為強大細胞
第三次6個月：轉換後的強大細胞有50％轉換為生長細胞
第四次6個月：轉換後的強大細胞有98％轉換為生長細胞
第五次3個月：轉換後的生長細胞，充滿力量再次轉換為生產細胞
第六次75天、第七次75天（共五個月）：所有細胞完全轉換為生產細胞
第八次10個月：所有細胞都是生產細胞，產生可散發能量的能力

⑽ 活化細胞後改變心性、心智（心靈的改變）

⑾ 活化神經通道後進入少食

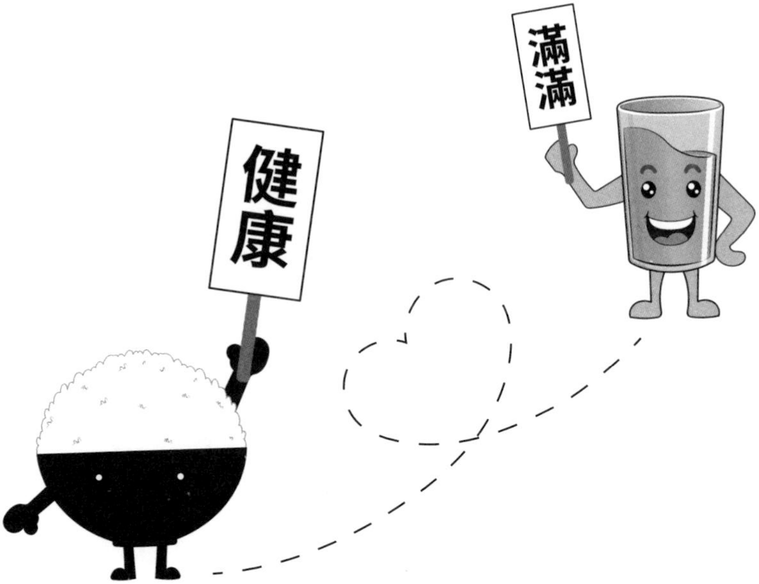
健康
滿滿

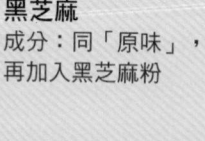

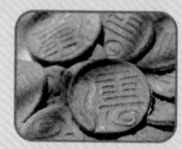

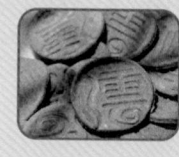

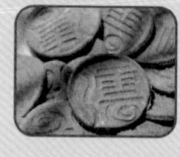

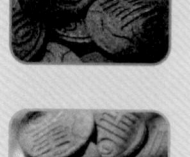

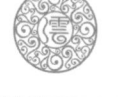

國家圖書館出版品預行編目資料

飯水分離健康奇蹟／羽田氏編著. -- 一版. --臺北市：八正文化, 2018.05
面；　公分

ISBN 978-986-89776-9-3（平裝）

1. 健康飲食　2. 食療

411.3　107003542

飯水分離健康奇蹟

定價：300

編　　著　羽田氏
封面設計　賴麗榕
印　　刷　松霖彩色印刷事業有限公司
版　　次　2022年 1 月一版二刷
發 行 人　陳昭川
出 版 社　八正文化有限公司
108 台北市萬大路 27 號 2 樓
TEL/ (02) 2336-1496
FAX/ (02) 2336-1493
登 記 證　北市商一字第 09500756 號
總 經 銷　創智文化有限公司
23674 新北市土城區忠承路 89 號 6 樓
TEL/ (02) 2268-3489
FAX/ (02) 2269-6560